_____ 님

❝ 누구보다 소중한 당신의

건강과 행복을 기원합니다. ❞

_____ 드림

트랜스퍼 팩터의 비밀

면역 전달인자의 놀라운 발견,

트랜스퍼 팩터의 비밀

아론 화이트 지음
임융의 감역

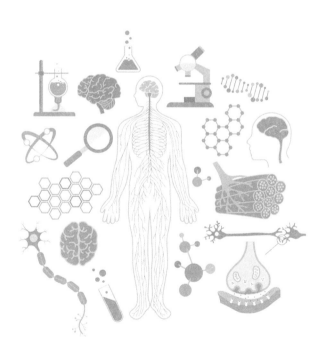

봄봄
스토리

CONTENTS

트랜스퍼 팩터의 비밀

> "트랜스퍼 팩터는 우리 몸에 침입하는 바이러스와 세균을 면역세포가 식별하고 침입을 막을 수 있도록 돕는 '자료은행' 역할을 한다."
>
> -케니스 보크 의학박사와 스티븐 보크 의학박사(Kenneth Bock and Steven Bock, 2007)

20세기는 현대의학의 황금기였다. 1940년대에는 항생제가 등장해 우리 주변 여기저기에 존재하는 박테리아 확산을 크게 억제했다. 1950년대 후반, 두 개의 백신이 등장해 소아마비를 종식시키는 데 도움을 주었고, 1970년대 후반에 이르러서는 세계보건기구(WHO)가 조직한 백신 계획으로 천연두를 없애는데 성공했다.

여전히 21세기 의학에서 항생제와 백신은 중요한 역할을 하고 있다. 하지만 이런 저런 다른 방법들이 등장하면서 이들은 낡은 방식이 되기 시작했다. 우연한 과정에서 생겨난 돌연변이로 인해 항생제 주변에서도 활동하는 박테리아가 생겨났으며, 이로 인해 여러 가지 질병을 유발하게 되었다. 결핵, 패혈증 인두염, 임질의 원인이 되는 약물 저항성 균주가 점점 더 빈번히 나타나기 시작한 것이다. 보렐리아 부르그도르페리(라임)와 같은 많은 박테리아는 탐지도 파괴도 되지 않는 독특한 방법을 사용해 다른 형태로 변형될 수 있다.

2008년, 머크(Merck, 미국의 의약품 제조회사)와 미국국립보건원(National Institutes of Health)에서 공동 실험을 한 결과, 기대했던 HIV백신이 오히려 HIV(human immunodeficiency virus, 인간면역결핍바이러스: 에이즈의 원인이 되는 바이러스) 감염 위험을 증가시킨다는 것을 발견했다. 2009년 초, 질병통제예방센터(Centers for Disease Control)는 계절성 독감 바이러스가 타미플루 백신에 영향을 받지 않는다는 사실을 보고했다. 이와 같은 백신의 실패는 다음과 같은 결과를 초래했다. 미국과 영국 보건 관계자들은 홍역 감염률의 증가에 대해, 홍역은 백신이나 그와 같은 의료용 병기를 접종할 필요가 있는데 사람들은 위와 같은 백신에 대한 두려움 때문에 정작 백신이 필요한 홍역 예방 접종마저 기피하고 있다, 이로 인해 홍역 감염률이 늘어난 것이라고 했다.

20세기 중반 이래로, 신약의 개발속도는 질병의 발견속도보다 훨씬 뒤쳐져있다. 최근 몇 년 동안, 여론이 거세지면서 새로운 치료법이 필요한 몇 가지 질병에 관심이 쏠렸다. 만성 라임병, 바베시아증, 바르토넬라, 판다스, 만성피로증후군, 섬유근육통, 다발성 경화증, 재발성 바이러스성 뇌염 등이 이에 해당한다. 이런 질환은 백신이나 항생제를 사용해 단기적으로 치료하는 것으로는 효과가 없으며, 종종 치료 시 면역억제제를 사용하기 때문에 결국 건강이 더 악화된다.

상당수의 의사들은 질병이 어떻게 작용하는지에 대해 여전히 구시대적 관점을 갖고 있다. 그들은 모든 박테리아 감염에 대해 그저 몇 주간의 항생제 처방을 내릴 뿐이다. 또한 환자들에게는 어떤 바이러스성 감염도 그냥 진행되다가 사라질 것이라고 말한다. 복합적인 기관계 관련 질환을 앓고 있는 환자는 정기적으로 각 기관계 관련 전문의를 찾아간다. 하지만 각각의 전문의들은 자신이 전문으로 하는 분야의 질환만을 치료한다. 첫 번째나 두 번째 처방 후에도 호전되지 않는 환자는 종종 심기증 환자나, 꾀병으로 간주되어 정신과 의사를 소개 받는다.

미국 의학계에 대한 비판은 몇 가지 중요한 여담으로 누그러뜨려야 한다. 의학과 의술은 절대 동일하지 않다. 미국의 의학은 과학적으로 오랫동안 질병의 발견, 특성화, 치료, 예방에 앞장서 왔다. 하지만 슬프게도, 현재 분위기에서 상당수의 과학은 실제로 의학을 실행하는 데 영향을 주지 못한다. 엄격한 규정을 준수하는 의사들이 있는 보험회사와 의료 위원회는 의사가 예방 치료를 하는 데 있어서도 약물에 아주 강하게 의존하도록 유도하고 있다. 따라서 의사는 그들의 의료 행위에 있어 더 적절하고, 때로는 더 안전하고, 더 효과적인 치료 방법을 활용할 기회를 박탈당하는 것이다.

제약회사는 의사에게 자질구레한 물건, 티켓, 음식 등은 말할 것도 없고, 계속 새로운 약품과 회사 내부의 과학적 발견 등을 지속적으로 공급함으로써 환자의 질병을 이해하고, 진단하고, 치료하는데 필요한 모든 것을 의사들에게 제공하고 있다는 잘못된 인식을 심어준다. 2009년부터 40개의 제약회사가 서명한 협약은 제약회사 대표가 의사에게 제공할 수 있는 선물과 특혜의 수를 엄격하게 제한한다. 이것이 새로운 의지를 갖고 서랍 속 견본 제품으로만 치료하는 것이 아니라, 그 이상의 치료방법을 고려해 볼 시발점이 되었으면 한다.

다행히도, 몇 가지 천연 물질 및 제약물질들이 질병에 맞서는 잠재적으로 강력하고 새로운 무기로서 연구화 단계에 있으며, 가까운 미래에 의사들에게 광범위한 선택지가 될 것이다.

이 책은 바이러스 및 박테리아 감염을 치료하고, 예방하고, 전반적인 면역체계의 건강을 증진시키며, 특정한 유형의 자가 면역질환과 싸우기 위해 트랜스퍼 팩터라고 불리는 면역 전달인자를 사용하는, 거의 60년 동안 과학적으로 강력히 뒷받침된 하나의 새로운 전략에 관해 이야기한다.

트랜스퍼 팩터(면역 전달인자)는 인체에 자연적으로 존재한다. 그 트랜스퍼 팩터는 면역체계에 있는 백혈구에 의해 만들어지며, 바이러스(예를 들어, 헤르페스 바이러스, C형 간염, HIV), 마이코박테리아(나병, 결핵), 그리고 세포벽 결핍 형태의 박테리아(라임병)에 감염된 세포를 인식하는 방법에 대한 정보를 전달한다.

또한 트랜스퍼 팩터는 백혈구가 고질적인 감염을 찾아 치료하는 것을 돕는 아미노산의 작은 가닥과 RNA 조각들이다. 그들은 감염 후에 있을 재감염을 방지하기 위해 존재한다. 다시 말해, 트랜스퍼 팩터는 면역성을 만들어 내는 직접적인 역할을 하는 것이다.

트랜스퍼 팩터(면역 전달인자)는 1940년대 후반 뉴욕대학교(New York University)의 젊은 면역학자인 헨리 셔우드 로렌스에 의해 발견되었다. 그는 결핵 환자의 백혈구에서 추출한 물질을 건강한 사람에게로 주입하는 실험을 수년에 걸쳐 반복했는데, 이 과정을 통해 트랜스퍼 팩터, 즉 결핵에 대한 면역을 전달해주는 인자를 발견할 수 있었다. 하지만 이 기적적인 효과를 내는 것처럼 보이는 분자는 식별하기가 매우 어려웠고, 당시 이 방안은 거의 실현 불가능해 보였다. 따라서 로렌스 박사의 초창기 보고서는 진지하게 받아들여지지 않았다.

로렌스가 한 그 연구는 주류의 승인 없이도 트랜스퍼 팩터의 구조와 기능을 확인하는 데 많은 진전을 이루었다. 출판된 문헌과 임상 보고서는 질병에 맞서 면역력을 갖게 하고, 기존의 감염을 치료하는 독특하고, 강력하고, 안전한 방법을 제시하는 것으로 보인다. 트랜스퍼 팩터의 발견과 행동 메커니즘은 제3장에서 탐구할 것이다.

1920년대에 알렉산더 플레밍(Alexander Fleming)이 페니실린을 발견한지 거의 20년 만에 기술의 발전으로 마침내 대량생산에 성공했고, 실제로 의료 도구 상자에 페니실린을 도입할 수 있게 되었다. (플레밍이 그렇게 활약하는 동안, 분만을 돕기 전에 손을 씻는 것의 중요성을 발견한 이그나스 젬멜바이스(Ignaz Semmelweis)와 트랜스퍼 팩터에 대해 연구한 로렌스 박사와 같은 사람들은 의료기관의 질책을 받았다.) 1980년대 말, 트랜스퍼 팩터는 백혈구뿐만 아니라 포유류의 초유와 조류의 알에도 존재하며, 모체에서 자손에게 자연스럽게 전달된다는 사실이 밝혀짐으로서 대량생산의 장애물을 넘어설 수 있었다. 이런 과정은 신생아의 면역체계에 시동을 검과 동시에 신생아로 하여금 그동안 엄마가 겪었던 질병들을 유발하는 미생물들에 대해 미리 알 수 있도록 돕는다. 본질적으로, 유전자는 새로운 위협에 적응할 수 있는 면역체계를 위한 암호이다. 트랜스퍼 팩터는 그런 적응적 과정의 핵심 부분이라 할 수 있다.

제2장에서는 어떻게 면역 정보가 모유수유를 통해 전달되는지 살펴보고, 합성 우유를 사용할 경우 왜 모유수유에서 얻을 수 있는 건강상 이점들이 사라지는지에 대한 이유를 영아용 조제분유에는 중요한 면역 정보가 들어있지 않다는 점으로 설명할 수 있을지 그 여부를 논의할 예정이다.

초유와 달걀노른자에서 트랜스퍼 팩터가 발견되기 전에는 인간의 백혈구에서 트랜스퍼 팩터를 추출해 환자에게 주입했다. 하지만 이런 접근법은 일상적으로 사용하기에는 비싸고 실용적이지 않다. 지난 수십 년 동안 실시한 연구에 따르면, 병원균에 맞서 다른 포유류(예: 소)와 조류(예: 닭)가 생성한 트랜스퍼 팩터는 기능적으로도, 어쩌면 분자적으로도 인체에서 생성된 것과 동일하다고 한다. 창의적인 과학자들은 이와 같은 사실을 이용해서 미국 식품의약국(FDA)의 지침 아래 식품으로 간주되는 소의 초유와 달걀에서 트랜스퍼 팩터를 추출하는 방법을 알아냈다. 이와 같은 작업으로 인해 1990년대 후반에는 구강 보충제 형태의 트랜스퍼 팩터가 널리 보급되었으며, 현재 공중 보건 개선을 위한 트랜스퍼 팩터 치료법의 가치를 평가할 수 있는 좋은 기회가 되었다.

러시아 보건부(Russian Ministry of Health)에서 실시한 최근 연구에 따르면 트랜스퍼 팩터 치료법이 다양한 질병을 갖고 있는 환자의 전반적인 건강 및 삶의 질에 긍정적인 영향을 줄 수 있다는 믿을만하고, 설득력 있는 이유를 제공한다. 2004년, 상업적으로 이용 가능한 두 가지 트랜스퍼 팩터 조제품의 임상 연구에 대해 보고서에서 요약된 바와 같이,

"트랜스퍼 팩터(TF)와 트랜스퍼 팩터 플러스(TF PLUS)는 면역 수정 (immuno-correcting) 효과가 있으며, 질병으로 인한 면역 상태 교란을 동반하는 다양한 형태의 감염 및 신체의 병적 측면의 치료 및 예방 효과에 유용하다."

제4장에서는 다양한 박테리아와 바이러스 감염을 치료하고 예방하기 위해 트랜스퍼 팩터를 사용한 연구와 임상 보고서에 대한 내용을 광범위하게 소개한다. 트랜스퍼 팩터의 안전성과 분명한 효과 덕분에, 질병을 퇴치하는데 트랜스퍼 팩터를 사용할 때의 위험성은 적고 잠재적 보상은 크다. 제5장에서는 영양 보충제 형태의 트랜스퍼 팩터의 가용성과, 보충제 형태의 트랜스퍼 팩터가 법에 의해 어떻게 보호받고 있는지에 대해 살펴볼 것이다.

수백 건의 연구를 통해 트랜스퍼 팩터의 안전성과 효능이 입증되었다. 트랜스퍼 팩터는 헤르페스부터 간염에 이르기까지 다양한 질병에 감염된 환자를 치료하는 데 사용되었고, 아직 이런 병을 일으키는 요인에 노출되지 않은 환자를 보호할 수도 있다. 약으로써 트랜스퍼 팩터의 잠재적 미래는 제6장에서 살펴볼 것이다.

우리는 이 책의 시작 부분에서 인간의 면역체계를 돌아볼 것이다. 생활방식의 변화뿐만 아니라 질병 상태를 이해하고, 영양보충제와 약물 사용에 대한 현명한 결정을 내리는 것에도 면역체계가 어떻게 작용하는지에 대한 기본적인 이해가 필요하다. 그 다음으로, 우리는 면역체계가 신체를 건강하게 유지시키기 위해 어떤 역할을 하는지,

어떻게 면역체계를 관리해야 신체적으로, 인지적으로, 그리고 감정적으로 우리 삶의 질을 향상시킬 수 있는지를 알아볼 것이다. 그런 다음, 트랜스퍼 팩터와 그것에 대한 연구에 초점을 맞출 것이다.

나는 이 책에 소개된 자료를 통해 당신이 면역체계 건강을 위한 트랜스퍼 팩터의 잠재적인 이점에 대해 관심을 갖기를 진심으로 희망하는 바이다. 만약 당신이 면역 관련 질환을 앓고 있다면, 이 책이 당신과 당신의 주치의, 또는 전문가 사이에서 당신의 치료 과정에 트랜스퍼 팩터를 추가할 수 있을지에 관한 대화를 이끌어 낼 수 있기를 바란다. 만약 당신이 의사이고, 현재 트랜스퍼 팩터를 모르거나 단순히 더 배우고 싶다면, 제3장과 제4장의 과학적 검토가 도움이 될 것이다.

이 책의 어떠한 내용도 의학적 조언으로 여겨서는 안 된다.

또한 신체가 질병을 피하거나 퇴치하는 것을 돕는 한 가지 특별한 선택 사항 이면에 깔린 과학에 관한 책이다.

여러 가지 건강상의 결정을 내릴 때처럼, 면역 전달인자가 든 제품을 복용하기로 결정하는 것도 당신의 주치의와 깊은 상담 후 면밀한 관찰 하에 이루어져야 한다.

이것을 잘 포착해야만 과학적 발전을 더욱 촉진시킬 수 있다.

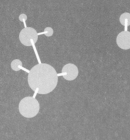

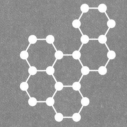

제 **1** 장

면역체계
이해하기

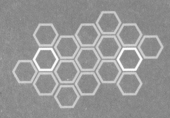

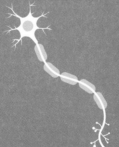

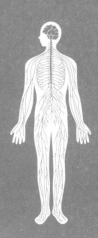

신체는 수조 개의 개별 세포로 이루어져있다. 이 세포들은 각 신체 내에 있는 거대한 집단이 하나의 통일된 유기체로 기능하게 하려고 어떻게든 함께 작동한다. 세포들은 조직을 형성해 이 일을 부분적으로 수행한다. 그리고 나서 그 조직들이 기관을 형성한다. 기관계라고 알려진 일련의 기관들은 신체에 혈액을 돌게 하거나, 음식을 소화시켜 에너지로 사용하게 하는 것 같은 공통된 목표를 달성하기 위해 함께 작동한다.

신체에는 어떻게 분류하느냐에 따라 10개의 기관계로 나뉜다. 소화기관, 호흡기관, 순환기관, 골격기관, 근육기관, 내분비기관, 생식기관, 배설기관, 신경기관 그리고 면역체계가 이에 해당한다. 각각의 기관마다 역할이 있지만, 모든 기관은 겹쳐 서로에게 영향을 미친다. 결국, 어떤 질병 상태도 단 하나의 기관에만 영향을 미치는 게 아니라는 것이다.

박테리아, 바이러스, 기생충, 균류 등 외부 미생물의 위협으로부터 신체를 보호하고, 암이 될 체세포나, 어떤 방식으로 손상되었든 간에 손상된 체세포를 빨리 제거하는 것이 면역체계의 역할이다.

그렇게 하려면 면역 세포가 자기 분자와 비자기 분자 및 자기 세포와 비자기 세포를 구별할 수 있어야 하고, 신체에 큰 혼란이 생기기 전에 비자기 분자와 비자기 세포를 제거할 수 있어야 한다.

면역체계는 신체를 안전한 상태로 유지시키기 위해 매일 24시간 가동된다. 소화기관이나 심지어 신경계와 달리, 면역체계는 한시도 쉬지 못한다.

체내의 따뜻하고 습한 환경은 박테리아와 다른 유기체에게 완벽한 번식지가 되는데, 이는 면역체계가 지속적으로 경계하고 있어야 한다는 뜻이다.

면역체계가 얼마나 중요한지를 이해하려면 사람이 죽은 후에 신체에 어떤 일이 일어나는지에 대해서만 생각하면 된다. 면역체계가 작동을 멈추면 신체는 미생물과 부패로 인해 파괴된다.

면역체계는 놀라울 정도로 복잡하다. 신경계나 심혈관계기관과 마찬가지로 면역체계에도 정보가 흐르는 자체적인 초고속도로가 있다.

혈액이 몸 전체로 퍼지면서, 영양분과 액체가 모세혈관이라 불리는 작은 다공성 혈관을 통해 새어나올 때까지 혈관은 계속 좁아진다. 림프라고 불리는 이 투명한 액체는 체세포를 깨끗이 해주고, 영양분과 산소를 공급해주며, 노폐물을 없애준다.

결국, 림프는 모세혈관에 의해 순환계로 다시 운반되거나, 혹은 림프관이라 불리는 거대한 세관망으로 들어가게 된다.

림프관은 림프를 림프절까지 옮기고, 그곳에서 다양한 특수 세포가 림프의 성분을 확인해 잠재적인 위협을 찾는다. 이런 식으로, 림프절은 친숙한 세포만 통과할 수 있는 검문소와 유사하다.

외부 침입자나 암세포가 검출되면 면역반응이 나타난다. 면역체계나 이에 관여한 다양한 세포에 의해 촉발된 반응의 유형은 위협의 종류에 따라 달라진다.

어떻게 다양한 질병이 발생하는지, 그리고 어떻게 신체가 질병과 싸우는지에 대한 과정을 이해하기 위해서 면역체계의 다양한 유형의 세포 및 그들이 무엇을 하는지, 그리고 어떻게 그런 일을 하는지에 대해 살펴보도록 하자.

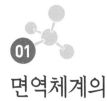

01
면역체계의
세포

림프구

면역체계는 특수한 기능이 있는 백혈구 군집을 통제한다. 백혈구는 골수에서 생긴다. 우리는 여기서 백혈구의 두 가지 주요 범주에 대해 논의할 것이다.

그 중 하나인 림프구는 B세포, T세포, 자연 살해 세포를 포함한 여러 가지 변종으로 구성되어 있다. 림프구는 위에서 언급한 림프절, 편도선, 맹장(장 속에 좋은 박테리아를 배양하는 데 중요한), 그리고 비장(병원균을 찾아 혈액을 걸러주는 특수 기관)과 같은 다양한 임파상기관으로 모인다. 그들은 주로 사람들이 흔히 말하는 '임파선염(swollen glands)'을 일으키는 활동을 한다.

임파선염이라는 명칭이 그 질병이 얼마나 아픈지에 영향을 주진 않지만, 림프절에는 실제로 붓기가 발생한다. 그리고 림프샘 같은 것은 없다.

림프구는 항상 신체가 감염되었거나, 자기 세포가 암이 되었거나 죽었다는 징후를 관찰한다. 몇몇 림프구 및 B세포와 T세포는 항원의 존재, 병원균 또는 감염된 체세포 표면에 있는 특정 분자를 기반으로 자기 세포와 비자기 세포를 구별할 수 있다.

자연 살해 세포 같은 다른 세포들은 건강한 자기 세포가 분자를 정상적으로 나타내지 않을 때, 그것을 근거로 침입자를 발견한다.

B세포, T세포, 자연 살해 세포를 좀 더 자세히 살펴보도록 하자. 이것을 이해하면 이 장 끝에서 다룰 주제인 면역성을 명확히 하는 데 도움이 될 것이다.

그것은 또한 우리에게 만성 질환 상태가 어떻게 생기고, 그리고 그것을 바로잡기 위해 무엇을 할 수 있는지를 이해하는 데에도 도움을 줄 것이다.

B세포

B세포는 골수 자체에서 성숙한 림프구이다('B'는 '골수'). B세포가 항원을 만나면 그것에 대한 항체를 생성한다. 항체는 면역글로불린(immunoglobulin)이라고 불리는 단백질 군에 속하며 종종 'Ig'로 표현된다.

명칭에서 알 수 있듯이, 항체에는 항원과 정확히 반대되는 영역이 있다. 그것은 항체가 항원에 붙도록 하는 것이다. 항체는 항원을 나타내는 병원균을 무력화시키거나, 혹은 다른 면역세포가 파괴하도록 표시를 할 수 있다.

각각의 B세포는 하나의 항원을 인식하는 항체만을 생산할 수 있다. 따라서 면역체계는 특정 위협에 대한 항체를 생산하는 능력을 가진 수천 가지의 서로 다른 유형의 B세포를 생산해야 한다. 감염이 발생하면 이에 적절한 B세포가 다량의 항체를 만들어내기 시작한다.

가끔 B세포가 반응하는 항원은 미생물과는 관련이 없고, 익숙한 알레르기 증상을 일으켜 면역 반응을 유발하는 먼지, 꽃가루, 애완동물의 비듬 등과 관련이 있다.

B세포는 또한 자가 항체를 빠르게 만들어내는 역할을 하는데, 항체는 건강한 자기 세포 단백질에 달라붙어 신체가 스스로를 공격하도록 유도해 자가 면역질환의 원인이 되거나 자가 면역질환을 발생시키기도 한다.

자가 항체의 진정한 특성과 자가 면역질환은 여전히 불명확하다.

T세포

T세포는 흉골 뒤에 위치한 흉선에서 성숙한 림프구이다('T'는 '흉선'). 몇 가지 유형의 T세포가 있다. 우리는 그 중 CD8+ 세포독성 T세포, CD4+ 도움 T세포, 억제 T세포라는 세 가지 유형에 대해 논의할 것이다.

CD8+ T세포라고 알려진 세포독성 T세포는 감염된 세포를 정확하게 표적으로 삼는 명사수와 같다.

모든 바이러스와 일부 박테리아는 신체의 건강한 세포로 들어가 작용한다. 일단 들어가면, 항체의 범위를 벗어나게 된다. 그들을 제거하는 유일한 방법은 그들이 숨어 있는 자기 세포를 죽이는 것이다.

신체가 감염되면, 체세포가 세포 표면에 항원을 표시하도록 설정된다. 세포독성 T세포는 그 적기를 보고 감염된 세포를 파괴하기 위해 생성된다. 그들이 감염된 세포를 죽이는 방식은 흥미로운 현상이고, 검토할만한 가치가 있다.

세포가 죽는 방식은 두 가지이다. 하나는 어떤 종류의 직접적인 손상이고, 다른 하나는 세포자연사 혹은 세포예정사이다.

세포자연사는 대부분의 공상과학 영화의 끝 무렵에서 자기 스스로를 파괴하는 것과 매우 유사하다. 또한 노화되거나 불필요한 세포가 단순히 자신의 일부를 버리고 해체되는 경우에 자연적으로 발생할 수도 있다. 이것은 어떤 것에 의해 죽임을 당할 수도 있는데, 그것이 세포독성 T세포가 감염된 세포를 죽이는 방법이다.

예일(Yale) 대학의 찰스 제인웨이(Charles Janeway)와 동료들에 따르면, 세포독성 T세포는 매우 효율적이고, 까다로우며, 치명적인 기계라고 한다.

그들의 말에 따르면 (제인웨이 외, 2001, 8-24절의 첫 단락),

"세포독성 T세포에게, 하나에는 특정항원이 있고 다른 하나에는 없는 동일한 양의 두 가지 표적 세포를 제공하면, 그들은 특정 항원이 있는 표적세포만 죽인다. '무고한 방관자' 세포와 세포독성 T세포 자체는 죽지 않는다."

더 나아가, 도움 T세포와 CD4+ T세포는 면역 반응에서 동일하게 중요한 역할을 한다.

이 세포들은 추가적으로 공격하고 조정하기 위해 다른 면역 세포와 소통한다.

도움 T세포는 B세포의 항체 생산을 촉진시키거나, 세포독성 T세포를 경계시키거나, 곧 논의할 자연 살해 세포와 식세포를 불러올 수 있다. 본질적으로, 도움 T세포의 활동은 면역체계가 통제할 선택지를 보여주는 것이다.

곧 살펴보겠지만, 도움 T세포가 감염에 어떻게 반응하는지에 따라 면역 전투는 Th1과 Th2라고 불리는 두 가지 일반적인 경로 중 하나로 향하게 될 것이다. 첫 번째는 세포독성 T세포가 감염세포를 찾는 것이고, 두 번째는 B세포가 항체를 생성하는 것이다.

세포독성 T세포와 도움 T세포 외에도, 억제 T세포라고 불리는 또 다른 유형의 T세포가 있다. 억제 T세포는 때때로 조절 T세포 또는 Treg 세포라고 불리며, 면역 반응을 차단하는 신호를 생성한다.

이 세포는 일단 외부 침입자의 위협이 사라지면, 면역체계를 진정시키는 데 중요하다. 본질적으로, 면역 반응에 제동을 거는 역할을 하는 것이다.

억제 T세포는 자가 면역질환에서 이중적인 역할을 한다. 건강한 억제 T세포의 반응은 자가 면역성을 진정시키는 것이지만, 억제 T세포의 약점은 자가 면역질환을 악화시키는 것이다. 실제로, 약한 억제 T세포의 반응은 많은 질환의 주범이 될 수 있다.

자연 살해 세포

자연 살해 세포는 또 다른 형태의 림프구를 대표한다. 자연 살해 세포는 어떤 도움 없이도 위협을 식별해 파괴할 수 있다는 점에서 세포독성 T세포와 유사하다.

자연 살해 세포와 세포독성 T세포는 위협을 식별하는 방법에 주요한 차이가 있다. 세포독성 T세포는 세포 표면에서 항원을 찾는 반면, 자연 살해 세포는 항원을 찾지 않는다. 대신에, 스스로를 자기 세포로 식별하는 특정 분자가 부족한 세포를 찾는다. 다시 말해, 세포독성 T세포는 세포가 공식적으로 비자기 세포라는 증거를 찾는 반면, 자연 살해 세포는 어떤 세포가 자기 세포가 아니라는 증거를 찾는 것이다.

자연 살해 세포는 본질적으로 자기 세포로 식별되지 않는 매우 광범위한 세포를 파괴할 수 있는 반면, 세포독성 T세포는 표면에 알려진 항원이 있는 세포만을 파괴할 수 있다는 미묘하지만 매우 중요한 차이가 있다.

아놀드 슈왈제네거(Arnold Schwarzenegger)의 영화에서, 세포독성 T세포는 저격 소총을 갖고, 자연 살해 세포는 엽총을 갖는다.

자연 살해 세포는 태어나자마자 나쁜 것들을 죽일 준비가 되어 있기 때문에 '자연' 살해 세포라고 불리는 것이다.

이 세포는 학습할 필요가 없고, 효과를 내기에 앞서 다른 유형의 세포로 성숙하지 않아도 된다.

식세포

식세포는 신체를 감염에서 보호하는 것과 관련된 백혈구의 두 번째 범주이다. 이 백혈구는 림프구보다 크고, 문자 그대로 잠재적으로 위협이 되는 것들을 집어삼킬 수 있다.

식세포는 항원제시세포이다. 즉, 일단 그들이 외부 세포나 물질을 눈 깜짝할 사이에 먹어치우면, 그들이 먹은 것의 항원을 세포 표면에 드러낸 다음, 림프절로 이동해 항원을 림프구(B세포와 T세포)에 나타낸다. 그러면 그들이 공격을 가하기 시작한다.

도움 T세포는 종종 면역 반응을 지시한다고 알려져 있는 반면, 식세포는 실제로 어떤 일을 시작한다는 점에 주목할 필요가 있다. 그들이 나타내는 신호는 T세포가 다음에 할 일을 결정해준다.

식세포의 한 유형인 대식세포('대식가'를 의미하는 명칭)는 병원균에 대한 초기 면역반응에 중심적인 역할을 한다.

대식세포는 소화관, 폐, 점막과 같이 미생물이 들어갈 수 있는 신체 부위에 위치한다. 일단 침입자가 발견되면, 그들은 그것을 눈 깜짝할 사이에 먹어치우고 위험을 알린다.

일부 병원균은 자신에게 유리하게 대식세포를 이용하는 방법을 우연히 발견했다. 예를 들어, 이 책의 후반부에서 논의할 HIV(human immunodeficiency virus, 인체면역결핍바이러스)는 점막에 있는 대식세포 내부로 올라가 림프절까지 도달하는데, 그곳에서 그 바이러스가 도움 T세포를 감염시켜 면역체계 건강에 큰 혼란을 일으킨다.

대식세포는 신체가 이미 처리한 친숙한 병원균의 존재에 대해서만 T세포에게 경고할 수 있다. 반면에, 수지상세포라고 불리는 식세포는 새롭게 발생하는 미생물을 탐지해 B세포와 T세포에게 알릴 수 있다. 이런 이유 때문에, 수지상세포는 새로운 감염원에 대한 면역반응에 필수적이다.

앞으로 살펴볼 것처럼, 많은 전염성 유기체는 건강한 체세포에 숨어서 작용한다. 클라미디아와 라임이 그 예이다. 수지상세포는 이런 병원균과의 초기 싸움에서 필수적이다.

사람들은 오랫동안 뇌에는 면역세포가 없다고 생각했다. 주로 혈액-뇌 관문에서 병원균의 침입으로부터 뇌와 나머지 중추신경계를 잘 보호해서 추가적인 보호가 필요 없다고 믿었기 때문이다. 우리는 이제 이 가정이 틀렸다는 것을 안다.

침입자는 종종 매우 빠르게 뇌로 침입하는데, 뇌에는 미세아교세포라고 불리는 대식세포를 비롯한 면역세포가 있다. 몸 구석구석에 있는 대식세포처럼, 미세아교세포는 죽었거나, 죽어가는 뇌세포에서 잔해나 외부 침입자를 찾으며 뇌를 순찰한다.

과립구

마지막으로, 면역체계에는 과립구 범주에 속하는 여러 종류의 세포들이 있다. 과립구는 잠재적인 위협에 주입되거나, 심지어 뿌려질 때도 미생물을 파괴할 수 있는 과립이 있기 때문에 그렇게 이름이 붙여졌다.

한 가지 특별한 유형의 과립구인 비만세포는 계절성 알레르기 증상에 중요한 역할을 한다.

비만세포와 알레르기에 대해서는 추후에 논의할 것이다.

02
면역세포간의
소통

앞서 살펴본 것처럼, 면역체계는 다양한 종류의 세포로 구성되어 있다. 면역체계가 병원균을 공격하고 조정하기 위해서는 면역세포들이 서로 소통해야 한다. 그들은 침략이 진행되고 있다는 직접적인 증거를 서로에게 보여주면서 어느 정도 소통한다.

예를 들어, 대식세포가 위협적인 미생물을 집어삼키면, 세포 표면에 미생물의 항원을 표시하고, 이런 항원을 림프구에 보여주는 것이다. 그리고 나서 림프구는 표시 작업을 하고, 추적을 통해 미생물을 파괴한다.

면역체계의 세포는 또한 사이토카인(cytokine)으로 알려진 다양한 단백질을 생성하고 방출해 서로 소통한다. 세포가 전달하는 특정 메시지는 생성되는 사이토카인의 특정 유형에 따라 달라진다.

예를 들어, 케모카인(chemokine)이라 불리는 사이토카인의 한 하위 범주는 잘려나간 피부 같은 상처 난 부위의 세포에서 방출된다. 케모카인은 염증을 일으켜 다른 면역세포를 그 영역으로 끌어들인다.

사이토카인의 또 다른 하위 범주인 인터류킨(interleukin)은 면역체계를 자극해 추가적인 면역세포를 만들어내게 할 수 있다. 그들은 백혈구 사이에서 메시지를 전달하는 능력이 있어 '인터류킨'이라고 불린다.

이 책의 후반부에서 볼 수 있듯이, 트랜스퍼 팩터는 면역체계에서 세포 간 소통을 하는데 사용되는 독특한 유형의 전달자로 대표된다. 그것은 세포에서 세포로 메시지를 전달하고, 항체처럼 항원에 결합하기도 하면서 인터류킨과 항체 역할의 중간쯤에 있는 것 같다.

아미노산의 짧은 가닥과 소량의 RNA로 여겨지는 이 분자들은 도움 T세포에 의해 만들어진다. 그들은 항원을 감염된 자기 세포에 붙여 그것을 파괴하겠다는 표시를 함으로써 도움 T세포 및 세포독성 T세포의 일을 용이하게 하는 것으로 보인다. 이런 식으로, 그들은 신체가 세포내 감염을 처리하는 것을 돕는 중요한 역할을 한다.

이제 트랜스퍼 팩터에 대해 더 자세히 알아보도록 하자.

03
신체를 위협하는 흔한 생물

　얼마 전까지만 해도 소수의 박테리아와 바이러스만이 인간의 건강을 위협한다고 생각했다. 바이러스 측면에서 보면, 수두, 홍역, 천연두, 소아마비, 감기 그리고 독감이 떠오른다. 세균의 측면에서 보면, 결핵, 나병, 세균성 수막염, 포도상 구균 감염 및 매독이 모두 익숙한 질환이다.

　우리 건강에 위협을 주는 목록이 이전에 생각했던 것보다 훨씬 더 늘었다는 것은 분명하다. 또한, 전에는 면역이랑 관계가 없다고 생각한 질환인 심혈관계 질환, 내분비 장애, 자가 면역질환, 신경정신병 질환 등 많은 사례에 감염이 이유가 된다는 것도 분명해졌다.

　다음 페이지의 표에는 현재 건강을 위협한다고 알려진 병원균들의 목록이 요약되어 있다.

몇 가지 흔한 병원균

(병원균은 그리스어로 페이소스(pathos), 즉 고통, 유전자, 출산의 의미다.)

유형	묘사	관련 질병
박테리아	원형, 구형 또는 핵이 없는 막대 모양의 단일 세포 유기체이다. 범주가 넓다.	포도상 구균, 연쇄상 구균, 임질, 세균성 수막염, 살모넬라균, 대장균, 바르토넬라, 클라미디아
바이러스	일반적인 박테리아보다 1000배 더 작다. 숙주 세포 내에서만 살 수 있다. 추가적인 자가 복제를 위해 숙주 세포의 유전 기계를 인계할 수 있게 해주는 유전 물질과 효소가 있다.	독감, 감기, 인유두종 바이러스, 홍역, 볼거리, 풍진, 인체면역결핍바이러스, 음부 및 구강 포진, 바이러스성 수막염, 천연두, 에볼라, C형간염
마이코 박테리아	대식세포 같은 면역세포를 포함한 숙주 세포 내에 사는 박테리아 유형이다.	결핵, 나병, 면역력이 약한 사람들의 기회 감염
미코 플라스마	항생제로 치료하기 어려운 세포벽이 없는 유형의 박테리아이다. 숙주 세포 내부 및 외부에 존재한다. 숙주 세포 외부에 붙으면 자가 면역질환을 유발할 수 있다.	폐렴, 골반염
리케차	종종 진드기, 벼룩 그리고 이로 옮기는 유형의 박테리아이다. 숙주 세포 내에서 성장한다. 여러 가지 형태로 변형이 가능하다.	록키산 홍반열, 발진티푸스, 동양 반점열
스피로헤타	나선형으로 생긴 독특한 박테리아이다. 편모는 그들이 나선형으로 움직일 수 있게 해주고, 신체 부위(관절, 근육, 뇌)에 도달하기 위해 열심히 침투한다. — 자율 스피로헤타, 혹은 말린 스피로헤타가 있는 낭포 및 큰 스피로헤타를 만들기 위한 정보가 담긴 과립구 등의 형태뿐만 아니라, 세포막을 재생시키고 움직일 준비가 될 때까지 스피로헤타를 숙주 세포내에 숨기는 세포벽 부족 형태로 바뀔 수 있다.	라임병, 매독, 재귀열
원생동물	다양한 질병을 일으키는 거대한 기생 생물이다. 인간 세포의 내부와 외부에 있을 수 있다. 오염된 물에서 섭취되거나 모기로부터 얻는 경우가 많다.	말라리아, 톡소플라스마증, 바베시아, 리슈마니아증, 아메바성 적리, 편모충
나노 박테리아	몇몇 바이러스만큼 작은 박테리아이다. 끈적끈적한 칼슘 코팅은 플라크 형성을 유도한다. 칼슘 코팅은 중금속제거요법으로 녹을 수 있고, 노출된 박테리아는 테트라사이클린에 민감하다.	신장 결석, 심혈관계의 플라크, 골극, 흔히 '칼슘 침착'이라고 불리는 것
효모	곰팡이 같은 유기체는 내장에 자연적으로 존재한다. 과다번식으로 독소가 신체로 들어와서 내장에 염증 반응을 불러일으킬 수 있는 구멍을 생긴다. 과다번식은 항생제(효모와 경쟁하는 건강한 박테리아를 죽이는 것), 고당도 식사 및 또는 면역 약화로 유발된다.	전신성 칸디다증, 칸디다질염, 구강 칸디다증, 장내 효모 과다번식

표에 없는 세포벽 결핍(CWD) 박테리아의 특정 범주는 다음과 같다.

L형 박테리아라고도 불리는 CWD 박테리아는 특정 유형의 병원균을 나타내는 것이 아니라, 오히려 대다수의 박테리아에 공통적으로 존재하는 특정 상태를 나타낸다.

CWD 박테리아에 대한 연구는 100년 이상 거슬러 올라간다. 대다수의 박테리아는 내부에 숨기 위해서 쉽게 발견되는 세포벽을 없애는 생존 전략과, 그 세포벽을 재건해 완전히 형성된 유기체로 나타날 준비가 될 때까지 건강한 체세포를 없애는 생존 전략을 고안해냈다.

이 독특한 형태의 박테리아는 유기체의 속이나 종에 상관없이 신체에 독특한 위협을 가하고, 질병을 치료하고 예방하는 데도 독특한 장애를 일으킨다.

사실, 어떤 위협을 받았을 때(항생제와 같은) CWD에 은둔하는 능력을 가진 일부 박테리아로 만성 라임, 다발성 경화증 및 기타 신경학적 질환과 같은 질환의 재발과 경감 특성을 설명할 수 있다.

앞으로 살펴볼 것처럼, CWD 형태의 박테리아를 물리치려면 세포매개 면역이 강해야 한다.

트랜스퍼 팩터는 세포매개 면역이 강화되도록 돕는 면역 전달자이며, CWD 형태의 박테리아를 물리치는 것도 도울 수 있다는 연구 결과가 있다.

앞 페이지에 있는 목록을 통해, 인간의 면역체계가 질병으로부터 자유로워지기 위한 싸움에서 어떤 상황에 처해있는지 엿볼 수 있다.

궁극적으로, 면역체계를 강화하는 것이 그런 감염을 피하거나 극복할 가능성을 높이는 가장 좋은 방법인데, 우리 인간들은 면역체계가 약해서 그러지 못했다.

신경계와 마찬가지로, 인간의 면역체계는 경험을 통해 학습하고, 너무 깨끗하거나 너무 더럽지 않은 적절한 영양분과 건강한 환경이 주어졌을 때 가장 잘 기능한다. 바이러스와 박테리아는 교활하지만, 면역체계의 컨디션이 최고라면 그들을 이길 수 있다.

04
면역이 된다는 것은
무엇을 의미하는가?

새로운 바이러스나 박테리아에 노출되면 몸이 굉장히 아플 수 있고, 면역체계는 이에 대한 반응으로 그 상황을 통제하려고 애쓴다.

면역체계가 건강하다면 두 번 당하지는 않을 것이다. 감염되는 동안, 면역체계는 병원균을 인식하는 것을 학습한다. 바라는 것은, 또다시 감염됐을 때 신체가 완전한 면역 반응을 필요로 하기 전에 그것을 막는 것이다.

다음 번에 더 효과적으로 싸울 수 있도록 현재 감염과 싸우고, 병원균에 대한 기억을 만들어내는 과정을 면역이라고 한다.

신체에는 병원균으로부터 우리를 보호하는 몇 가지 수단이 있다. 첫 번째 방어선은 피부, 점막, 코털, 손톱과 같은 외부 껍질이다. 만약 병원균이 신체에 침투하면, 그 다음 방어선은 면역학자들이 내재 면역체계라고 부르는 것이다.

이것은 자연 살해 세포뿐만 아니라 수지상세포, 대식세포 및 다른 식세포로 구성되어 있다. 내재 면역체계는 변하지 않는다고 여겨진다. 즉, 어떤 일을 겪는다고 해서 이 세포들의 기본적인 기능이 바뀌지는 않는다는 것이다.

내재 면역세포는 모든 종류의 이물질을 먹어치워 죽인다. 또한, 이 세포의 일부인 식세포는 그들이 먹는 물질의 일부를 T0세포라고 불리는 미성숙한 T세포에게 주기도 한다.

이것은 적응 면역반응이라고 알려진 그 다음 방어선을 활성화시킨다. 적응면역은 신체가 새로운 이물질에 대해 학습하고 분류하는 과정이다.

적응면역은 신체가 주위에 떠다니거나 세포내에 숨어있는 물질을 추적하게 하며, 만약 그 물질이 숨어 있다가 나오거나, 다시 신체에 들어갔을 때 재빨리 대처할 수 있게 해준다.

적응면역의 영역 내에는 감염을 처리하는 두 가지 일반적인 전략이 있는데, 종종 체액 또는 항체매개 면역과 세포매개 면역으로 분류된다. 항체매개 면역은 혈액과 림프에 자유롭게 떠다니는 바이러스와 다른 특정 병원균으로부터 몸을 보호하기 위한 것이다. 이 면역은 B세포가 항원에 대해 학습해 그것에 대한 항체를 만들 때 발생한다.

기억 세포로 알려진 유형의 B세포는 전투 후에 남겨져 만약 숙주가 다시 항원에 노출되면 항체를 빠르게 만들어 낼 수 있다. 그리고 항체는 항원에 달라붙어 그것을 무력화시키거나 파괴하도록 표시한다.

세포매개 면역(모든 면역이 세포를 수반한다는 점에서 다소 잘못된 명칭)은 건강한 세포에 침입하는 바이러스나 박테리아 같은 병원균으로부터 신체를 보호하는 것이 목적이다. 이런 유형의 면역은 세포독성 T세포가 병원균에 감염된 세포를 확인하고 직접 파괴하는 것을 학습할 때 발생한다.

병원균에 대해 기억하는 도움 T세포와 세포독성 T세포는 다음 번에 신속하게 공격하기 위해 남겨진다. 증거에 따르면, 남은 기억 세포의 수가 초기 면역반응에 관여하는 세포의 수와 비례한다(호만 (Homann) 외, 2001).

Th1 및 Th2
면역 반응 경로

1940년대, 면역학자 헨리 셔우드 로렌스가 이 책의 주제인 트랜스퍼 팩터를 발견했다. 그는 이 혁신적인 발견을 했다는 것으로 매우 잘 알려져 있다. 그는 면역체계에서 백혈구의 역할에 대한 광범위한 연구를 해 훨씬 더 유명해졌고, 1980년대에는 적응 면역반응이 두 개의 넓은 흐름인 Th1과 Th2로 나눠질 수 있다는 추측에도 일조했다.

기본 모델에 따르면, Th1의 면역반응은 세포매개 면역을 야기하는 반면, Th2의 반응은 채액 또는 항체매개 면역을 야기한다.

'Th'라는 명칭은 Th1(세포매개) 반응이 T도움 1세포라고 불리는 T세포의 하위 범주에서 나온 사이토카인에 의해 반응이 시작된다는 것을 의미하는 반면, Th2(항체매개) 반응은 T도움 2세포라고 불리는 하위 범주에서 나온 사이토카인에 의해 반응이 시작된다는 것을 의미한다.

이 과정은 다음과 같이 작용하는 것 같다. 병원균은 신체로 들어가 결국 식세포에 잡아먹힌다. 식세포는 병원균과 관련된 항원을 특정 사이토카인과 함께 T0세포에 제공한다. T0세포는 병원균이 자기 세포(Th1로 구분되는 T0) 안에 숨어 있는지, 또는 자유롭게 떠다니고 있는지(Th2로 구분되는 T0)에 따라 Th1 또는 Th2 세포로 구분된다.

다음으로, 새로운 Th1이나 Th2 세포는 면역 전투와 질병의 증상(예: 염증, 병감 등)으로 이어지는 도미노 효과를 일으키는 사이토카인을 방출한다. 사이토카인이 성공적으로 작용하면, 반응은 감염의 해결이나 병원균에 대한 면역이라는 결과로 나타난다.

IL-2, IL-12, 인터페론(IFN)γ, 종양 괴사 인자(TNF)α 및 β 등 Th1 세포에서 방출되는 사이토카인은 건강한 세포에 침입하는 바이러스와 박테리아로부터 신체를 보호하는 데 중요한 역할을 한다.

Th1 사이토카인은 병든 자기 세포를 발견하고 파괴하는 데 효과적인 식세포와 자연 살해 세포를 모이게 한다. 또한, 식세포가 삼킨 것을 소화시키는 속도를 높여주기도 한다.

Th1 사이토카인이 식세포와 자연 살해 세포에 미치는 영향으로 인해 선천적 면역반응과 후천적 면역반응 사이의 상호관계가 강조된다. 사실, Th1 반응은 자연 살해 세포의 활성화가 효과적인지에 달려있는 것으로 보인다.

이것이 적응 Th1 반응의 기술적인 부분은 아닐지라도, 이 책에서는 자연 살해 세포를 Th1 반응의 일부로 논의할 것이다. 또한, Th1 세포가 방출하는 사이토카인은 특정 병원균에 감염된 세포를 잡아 직접 파괴하는 세포독성 T세포의 활동을 자극하기도 한다.

인터류킨(IL)-4, IL-5, IL-10, IL-1 등 Th2 세포가 방출하는 사이토카인은 B세포의 활동을 촉진시켜 항체를 생성하게 한다. 항체는 세포내에 숨지 않고 자유롭게 떠다니는 병원균과 결합한다.

또한, 항체와 Th2 사이토카인은 병원균을 죽이는 것을 돕는 다량의 작은 단백질인 보체계의 활성화를 촉진시키고, 병원균을 집어삼키고 항체와 항원의 결합인 면역 복합체를 순환에서 제거하는 식세포의 능력을 강화시키기도 한다.

도움 T세포가 방출하는 이 두 종류의 사이토카인은 서로 약간 반대되는 방식으로 작용한다. 즉, Th1세포가 방출하는 사이토카인은 일시적으로 Th2 반응을 약화시킬 수 있고, 그 반대도 가능하다.

예를 들어, Th1 반응을 유발하는 병원균에 노출되면, 면역자원을 Th1 전투로 이동시키기 위해 Th2 반응을 일으키는 신체 능력을 일시적으로 억제할 수 있다. 그 반대도 마찬가지이다. 모든 것이 제대로 작동해 악화된 병원균을 물리치면, 면역체계는 Th1과 Th2 활동의 균형을 되찾는다.

불행히도, 면역 반응의 두 가지 범주는 일부 질환이 만성적인 활성화를 일으키거나 억제하는 것인데, 이 중 하나는 신체에 대혼란을 일으켜 병들게 하고, 추가적인 질병 상태에 취약하게 만든다.

이 책에서 우리는 주로 Th1 세포가 활성화되었을 때 일어나는 일에 초점을 맞출 것이다.

새로운 연구가 발표되면서, 바뀔 수 있는 안내 가설은 Th1 면역 반응이 트랜스퍼 팩터라 불리는 펩티드 같은 항체를 생성시킨다는 것이다. 이것은 감염된 체세포의 표면에 있는 항원과 결합하고, 세포독성 T세포가 표적을 찾는 데 도움을 준다.

항체는 Th2 반응 이후 남겨진 면역 기억의 핵심에 있고, 트랜스퍼 팩터는 Th1 반응 이후 남겨진 면역 기억의 핵심에 있는 것으로 보인다.

일부 바이러스와 박테리아는 부적절한 면역 반응을 유발하는 능력을 발달시킨다. 이로 인해 신체가 병원균을 파괴할 수 없는 세포는 과도하게 생산하고, 병원균을 파괴할 수 있는 세포는 불충분하게 생산하게 된다.

예를 들어, HIV와 싸우기 위해서는 감염된 세포를 찾아 파괴하기 위한 강력한 Th1(세포 매개) 반응이 필요하다.

하지만, HIV 바이러스는 Th2(항체 관련) 사이토카인의 방출을 유발해 Th1 반응을 억제시키고, 항체의 표적이 될 수 있는 항원으로 신체를 보내버리는 무의미한 짓을 하게 함으로써 파괴를 피할 수 있다.

헤르페스 바이러스 중 하나인 HHV-6 같은 또 다른 바이러스는 라임병을 일으키는 박테리아와 비슷한 역할을 할 수 있다.

우리는 곧 라임병이 어떻게 면역체계에 문제를 일으키는지에 대한 예시를 좀 더 자세히 살펴볼 것이다.

적응 면역에 대한 Th1/Th2 모델은 단순하며, 면역 기능이나 질병이 다소 임의적인 Th1/Th2 이분법을 항상 따르는 것은 아니라는 것을 인식하는 것이 중요하다(키드(Kidd), 2003; 스타인먼(Steinman), 2007).

적응 면역에 관여하는 화학 물질과 세포 유형은 두 가지 범주로 분류하기에는 너무 복잡하다. 예를 들어, 그 모델은 최근에 특성화된 도움 T세포와 Th17세포의 하위 범주를 포함하고 있지 않다(스타인먼, 2007).

그럼에도 불구하고, 그 기본적인 모델은 질병의 과정을 이해하고, 잠재적인 질병 치료법을 탐구하는 데 매우 유용하다.

독자가 혼란스럽지 않도록 하기 위해, 일부 연구원은 모든 선천성 면역을 칭할 때 Th1이라는 명칭을 사용하고, 모든 적응성 면역을 나타낼 때 Th2라는 명칭을 사용한다는 점에 유의해야 한다.

면역반응에 대한 구시대적인 분류에서는 Th1 반응이 Th2 반응을 유발한다고 한다. 오늘날의 Th1과 Th2의 사용에서는 둘 다 적응성 면역의 아류형이며, 서로 균형을 이루고 있다고 한다. 이것이 적응성 면역이 실제로 작용하는 방식에 대한 현재의 자료와 더 일치하는 것 같다.

06
백신 및 면역에 관한
기타 문제

    병원균에 대한 면역반응의 속도와 효과로 면역력이 있어 병에 걸리지 않은 사람들과, 면역력이 없어 병에 걸린 사람들을 구분할 수 있다. 사실 문제는, 병이 진행되는 동안 면역력이 생기기 때문에 큰 피해가 생길 수 있다는 점이다.

    일반적으로 예방 접종은 인간을 심각한 병에 걸리지 않게 하고, 자연을 속여 면역력을 발달시키는 과정이다. 예방 접종은 면역체계가 소량의 바이러스나 박테리아를 학습해 기억하고, 나중에 빠르게 처리할 수 있도록 그들이 제시한 항원이나 독소에 신체를 의도적으로 노출시키는 것이다.

    면역력을 선천성, 적응성, 그리고 더 최근에는 적응 면역을 T1과 Th2 반응으로 나누는 것 외에도, 면역학자들은 종종 면역 반응을 능동적이나 수동적인 것으로 나눈다.

    항체매개 면역 및 세포매개 면역은 보통 경험의 결과로 발달하기 때문에, 전통적으로는 능동 면역의 예로 여겨진다. 수동 면역은 임신 중이나 출생 후에 초유의 성분에서 얻은 면역력을 의미한다.

앞으로 살펴보겠지만, 트랜스퍼 팩터는 세포매개 면역을 능동적인 범주에서 수동적인 범주로 이동시킬 수 있다. 그것은 말 그대로 사람이나 다른 동물에서 또 다른 사람이나 동물에게로 세포매개 면역을 전달시키는 것이다. 따라서 트랜스퍼 팩터를 받는 사람은 병원균에 대한 초기 면역반응 없이도 특정 병원균에 면역이 되는 것이다.

이것이 트랜스퍼 팩터가 공중 보건에 유용하며, 최소한 의도적으로 유도된 적응 면역의 전통적 자원인 백신을 대체할 수 있는 몇 가지 이유 중 하나이다.

바이러스에 대한 면역 – 어떤 것에는 면역이 되고, 다른 어떤 것에는 면역이 되지 않는 이유는 무엇인가?

바이러스는 몇 가지 유전 물질이 있는 작은 단백질 덩어리로, 체세포를 탈취하려고 그 유전 물질을 사용하는 수단이다. 일단 신체가 바이러스에 감염되면, 면역체계는 유전 물질을 둘러싼 단백질 외피의 항원을 식별하는 법을 학습한다(항체매개 면역). 또한 바이러스에 감염된 체세포가 제시하는 항원을 식별하는 법도 학습할 수 있다(세포매개 면역).

일부 바이러스는 해마다 많이 변하지 않는다. 홍역을 일으키는 바이러스가 그 예이다. 따라서 사람들은 홍역에 면역이 되기 전 딱 한 번만 홍역에 걸리는 경향이 있다.

불행히도, 감기나 독감을 일으키는 바이러스 같은 많은 종류의 바이러스는 매우 자주 변한다. 그들은 높은 수준의 항원 변이를 보인다.

즉, 항체가 붙는 표면 분자와 감염된 체세포 표면에 나타난 항원이 빠르게 변한다는 뜻이다. 그래서 감기나 독감과 같은 질병에 완전히 면역이 되는 것이 불가능해진다. 왜냐하면 면역체계가 매번 항원을 다시 확인하는 법을 학습해야 하기 때문이다.

많은 사람들을 면역시켜 비교적 안정적인 바이러스를 물리치는 것이 가능한가? 천연두로 예를 들어보자.

최근까지도 천연두 바이러스는 가장 두렵고 치명적인 바이러스 중 하나였다. 그 바이러스는 광대한 신체부위에 물집을 일으켜 결국 고통스러운 죽음으로 이어지게 한다.

1796년, 영국 시골의 의사인 에드워드 제너(Edward Jenner)는 질병으로부터 인간을 보호하기 위해 최초로 예방 접종을 실시했다. 천연두가 그 경우에 해당한다.

제너는 소젖을 짜는 사람들은 천연두에 걸릴 가능성이 적다는 사실을 알아냈다. 그는 이 사람들이 젖소의 우두에 노출되고 있기 때문이라고 추론했다. 그리고 그 우두는 신체가 두 질환으로부터 스스로를 보호하는 법을 학습할 수 있을 정도로 천연두와 비슷해야 한다.

제너는 그 가설을 확인하기 위해 제임스 핍스(James Phipps)라는 8살 소년의 팔에 난 상처에 우두 고름을 발랐다. 한 달 반이 지난 후, 제너는 그 방법이 효과가 있는지 알아보기 위해 제임스를 천연두 바이러스에 노출시켰다. 효과가 있었다! 그 소년은 천연두에 걸리지 않았다. 질병을 막는 예방 접종이라는 새로운 방법의 도래를 알리게 된 것이다. ('백신'이라는 단어는 사실 소의 라틴어인 'vacca'에서 유래했다.)

미국에서 우두를 주입하는 독특한 방법이 사용되었고, 그것은 식민지 주민을 예방 접종하는 데도 사용될 수 있었다.

아이들은 그 바이러스를 전달하는 데 이용되었다. 어떤 아이는 신대륙으로 향하는 배에 탑승하기 전에 감염될 것이다. 한 아이가 낫기 시작하면, 그 항해가 끝날 때까지 다른 아이들이 계속해서 감염될 것이다.

20세기 중반에, 러시아(Russia)는 천연두가 발생한 각 나라의 인구 일부에게 예방 접종을 함으로써 천연두를 퇴치하기 위한 노력을 기울이라고 세계보건기구에 촉구했다.

거의 20년이 지난 1977년, 세계보건기구는 천연두가 예방 접종으로 퇴치된 지구상 최초의 바이러스가 되었다고 발표했다.

알려진 많은 천연두 중 단 두 가지만 지구상에 남아있는데, 하나는 애틀랜타(Atlanta)의 질병통제예방센터에, 또 하나는 모스크바 바이러스예방연구소(Moscow Research Institute for Viral Preparations)에 있다. 그것들이 계속 그곳에 있길 바라자!

공동체 면역의 개념 및 백신의 지속적인 적합성

20세기에 몇 가지 주요 전염병을 백신으로 굴복시켰다. 세계보건기구가 천연두를 박멸하기 위해 노력하면서, 소아마비 바이러스를 퇴치하기 위한 유사한 노력을 기울였다.

이 바이러스는 빠르게 신경계에 침투해 호흡과 걷기 조절을 비롯한 움직임에 관련된 뇌세포를 손상시킨다. 소아마비는 부모와 아이들을 공포에 떨게 만들었다.

1950년대와 60년대에, 조나스 소크와 앨버트 세이빈(Jonas Salk and Albert Sabin)이 경쟁적으로 효과적인 소아마비 백신을 개발해 미국과 그 외 다른 지역에서 질병의 공포정치를 종식시켰다.

이런 노력으로 얻은 교훈 중 하나는, 일정 비율의 인구에 백신을 접종하는 것이 백신 접종을 하지 않은 사람들을 포함한 집단 전체를 보호할 수 있다는 것이다.

이렇게 시작하는 것이 집단이나 공동체 면역으로 이어진다. 다른 병원균에게는 서로 다른 티핑 포인트(tipping point, 어떤 현상이 서서히 진행되다가 작은 요인으로 한순간 폭발하는 것)가 있다.

예를 들어, 유행성 이하선염을 막으려면 인구의 약 75%에 예방 접종을 해야 하는 반면, 소아마비의 경우 공동체 면역의 임계값은 85%에 가깝다.

최근 몇 년 동안, 공동체 면역이라는 개념이 백신의 수은 우려 및 부작용에 대한 보고와 발달 장애와 관련되면서, 많은 부모들이 그 백신을 아이에게 접종하지 않았다. 그 결과, 예전 정지 질병이 공중보건의 공포로 다시 나타났다.

2008년, 영국(England)은 13년 동안 1,217건의 새로운 홍역 사례를 가장 많이 보고했는데, 그들은 이것을 권장 백신 일정을 준수하지 않은 탓으로 돌렸다.

실제로 보건 당국자들은 영국의 취학연령 아동의 최소 25%가 홍역 예방 접종을 완전히 하지 않아, 그 비율이 위험할 정도로 공동체 면역의 임계값에 가까워졌다고 추정하고 있다.

최근 몇 년간 미국에서는 홍역 감염이 유사하게 증가했다. 게다가 2009년, 헤모필루스 인플루엔자균(Haemophilus influenzae) 감염증이 미미하게 재발했다. 헤모필루스 인플루엔자균 감염증은 아이들에게 치명적일 수 있는 박테리아 감염으로, 1990년 백신 도입 이후 그 비율이 99% 급락했다. 이런 질병의 증가는 백신순응도의 감소와 관련이 있다.

이런 보고서는 질병을 예방하는 데 백신이나 그와 같은 의료용 병기의 중요성에 대해 거의 의문의 여지를 남기지 않는다.

앞으로 살펴볼 것처럼, 트랜스퍼 팩터의 발견과 병원균 특정 전달 인자를 생성하기 위한 기술의 발전이 질병으로부터 사람들을 면역시키는 것에 대한 우리의 현재 접근법을 크게 향상시킬 것이다.

백신 및 Th1과 Th2 면역간의 균형

백신은 전염병의 확산을 막는 중요한 역할을 한다. 오늘날, 우리는 백신이 꼭 필요하다.

하지만, 백신이 질병으로부터 우리를 보호하는 과정은 자연 면역 과정의 근본이 되는 생명 활동의 단계에서 벗어나고, 신체의 Th1과 Th2의 면역 반응의 균형을 변형시킨다.

하버드대학(Harvard)의 은퇴한 생물학자이자 저명한 교과서 저자인 존 킴볼(John Kimball, 2008)이 말한 바와 같이,

"백신은 종종 질병을 예방하지 못하는 면역 반응을 이끌어낸다. 대부분의 백신은 세포매개 면역보다는 항체 형성을 우선적으로 유도한다. 이는 독소(디프테리아, 파상풍)와 세포외 박테리아(폐렴구균), 심지어 손상이 있는 조직에 도달하기 위해 혈액을 통과해야하는 바이러스에 의해 발생하는 질병(소아마비, 광견병)에 적합하다. 그러나 바이러스는 표적 세포내에 있으면서 항체에 도달하지 않는 세포내 기생충이다. 그들은 세포독성 T림프구(CTLs)와 같은 면역체계의 세포매개 영

역의 공격을 받아야 한다. 대부분의 백신은 세포매개 면역(CMI)을 이끌어내지 못한다."

항체매개 면역을 우선적으로 활성화시키는 백신을 이용하기로 결정하는 것은 선택이 아니라 필수이다. 실제로, 초기 백신 개발은 Th1과 Th2 경로의 구분이 알려지지 않은 시기에 이루어졌다.

앞서 논의했듯이, 1950년대에 백신 연구원인 조나스 소크는 미국에서 소아마비의 확산을 막는 것을 도왔다. 그는 사람들을 비 활성화된 형태의 소아마비 바이러스에 노출시켜 그 확산을 막았다. 그의 초기 공개시험 버전은 수백 건의 소아마비를 발병시켰고, 적어도 10명이 사망했다. 이로 인해 그는 바이러스를 한층 더 비 활성화시켜 더 안전한 백신을 만들 수 있게 되었다. 이것은 육체적으로든 정신적으로든 공중 보건의 기적이었다.

하지만, 그 바이러스가 세포내 감염의 발생을 막는 것은 면역체계의 항체매개 계파만 활성화시키고, Th1과 Th2 면역 사이의 일련의 정상적인 견제와 균형은 무시한다는 것을 의미했다.

전통적인 백신 접근법의 한계와 영향이 이제 명확해지고 있다.

소크 박사는 치료용 백신으로 HIV를 예방하기 위해 1990년대에 은퇴생활을 접었다(고먼과 박(Gorman and Park), 1995). 그가 직면했던 어려움과 그에 따른 계획의 실패는 HIV와 같은 전염성 물질을 다루는 백신의 한계를 강조한다.

백신이 모든 전염병으로부터 환자를 보호할 수는 없다는 것은 분명하다. 우리는 이 문제를 제4장에서 더 자세히 살펴볼 것이다.

07

트랜스퍼 팩터(면역 전달인자)

다음 장에서, 우리는 트랜스퍼 팩터라고 불리는 매혹적인 유형의 면역 전달인자의 연구에 대해 논의할 것이다.

앞서 언급했듯이, 트랜스퍼 팩터는 아미노산의 짧은 가닥 및 작은 리보핵산(RNA)의 조각들인 것으로 보인다. 트랜스퍼 팩터는 면역체계가 시작한 공격을 조정하는 세포인 도움 T세포 내에서 생산되는 것으로 여겨진다.

일단 도움 T세포가 트랜스퍼 팩터를 방출하면, 그것은 몇 가지 방식으로 면역체계 활동에 영향을 미친다. 다른 면역 세포들은 그들의 존재를 Th1 매개 면역 전투가 진행되고 있다는 표시로 이해한다.

결과는 새로운 도움 T세포, 자연 살해 세포와 대식세포의 탄생, 어린 림프구의 Th1 관련 면역세포로의 전환, Th2 관련 사이토카인의 감소, Th1 관련 사이토카인의 증가, 그리고 일반적인 Th1 반응의 강화로 이어진다.

게다가, 항체와 마찬가지로 트랜스퍼 팩터도 특정 항원에 결합한다. 트랜스퍼 팩터의 경우, 항원은 감염된 체세포의 표면에 위치한다. 병원균에 감염된 자기 세포는 병원균의 항원을 세포막에 표시하도록 설정된다.

새로운 도움 T세포는 특정 위협에 면역 반응을 집중시키기 위해 항원 특성 트랜스퍼 팩터를 이용한다. 감염된 세포에 항원을 붙임으로써, 세포독성 T세포가 그것을 파괴하도록 효과적으로 표시하는 것이다.

본질적으로, 트랜스퍼 팩터는 항체의 더 작은 형제이지만, 항체매개 면역을 통해 자유롭게 떠다니는 항원에 표시하기 보다는, 세포매개 면역을 통해 감염된 체세포의 파괴를 용이하게 하는 작용을 한다.

트랜스퍼 팩터는 주로 Th1 면역 반응을 강화시키기 때문에, 신체가 Th1 전투를 치르는 데 큰 도움을 준다. 이것은 이 책의 전반적인 토론 주제가 될 것이다.

항체를 만드는 B세포는 그들의 세포막에 항원에 대한 수용체가 있다. 항체는 그것을 만드는 B세포에 존재하는 자유롭게 떠다니는 버전의 수용체이다.

또한, T세포에도 항원에 결합하는 수용체가 있다. 트랜스퍼 팩터는 그 수용체를 만드는 T세포에 존재하는 자유롭게 떠다니는 버전의 수용체일 가능성이 있다(커크패트릭과 로조(Rozzo), 1995). 이것은 연구가 더 필요한 몇 가지 의문점 중 하나이다.

자연적인 과정으로 감염되는 동안, 특정 바이러스와 박테리아를 목표로 하는 트랜스퍼 팩터가 생성된다.

제3장에서 검토한 바와 같이, 환자에게서 트랜스퍼 팩터를 추출해

건강한 사람에게 전달했을 때, 병원균 특정 전달인자는 문자 그대로 환자에서 건강한 사람으로 세포매개 면역을 전달한다. 트랜스퍼 팩터를 받은 사람의 몸은 마치 트랜스퍼 팩터가 신체 내에서 생성된 것처럼 반응한다.

연구에 따르면, 소와 닭의 트랜스퍼 팩터는 인간의 몸에서 생성된 것과 똑같거나 유사할 수 있다. 이는 공중 보건을 개선하고 질병의 확산을 막을 엄청난 잠재력을 가진 소와 닭을 이용해 인간에게 사용할 병원균 특정 전달인자를 생성하는 것을 가능하게 한다.

요약하자면, 트랜스퍼 팩터는 세포내 감염과 싸우는 동안 백혈구에 의해 만들어 진다. 그들은 그런 전투로 자원을 끌어들이고, 일반적으로 Th1 면역 반응이 강화되는 변화를 일으킨다. 보충제 형태의 트랜스퍼 팩터는 신체가 감염을 물리치는 것을 도울 수 있다. 그들은 백신과 유사한 방식으로 작용해 감염되기 전에 신체가 감염되는 것을 막아준다.

항체가 항체매개(Th2) 면역의 중심에 있다면, 트랜스퍼 팩터는 세포매개(Th1) 면역의 핵심 요소이다.

08

무언가
잘못되었을 때

알레르기

알레르기라는 성가신 증상이 생기는 과정을 통해 면역 반응이 어떻게 작용하는지, 그리고 그 반응이 부적절하게 유발되었을 때 얼마나 지속적으로 문제를 일으키는지에 대해 많은 것을 알 수 있다.

어떤 사람이 꽃가루, 돼지 풀, 곰팡이와 같은 잠재적 알레르기에 처음 노출되면, B세포는 그 물질에 대한 IgE(면역글로불린 E)라고 알려진 특정 유형의 항체를 생성한다. 이 항체들 중 일부는 폐, 코, 입, 피부, 위장기관에 집중되어 있는 특정 유형의 과립구인 비만세포에 붙는다.

신체가 알레르겐을 흡입하는 것과 같이 알레르겐에 노출되면 신체는 보완항체와 결합하고, 비만세포는 세포내 과립에 있는 히스타민 방출을 유발한다. 히스타민은 염증 및 알레르기 관련 증상을 일으킨다.

사실, 알레르기를 완화시키는 한 가지 일반적인 방법은 히스타민 신호의 영향을 막기 위해 '항히스타민제'를 복용하는 것이다.

알레르겐은 항상 흡입되는 것이 아니라, 때로 삼키거나 단순히 피부로 흡수되기도 한다. 일반적으로, 음식 속의 큰 분자는 몸에 흡수되기 전 소화 과정에서 분해된다. 새는 장(leaky gut)이라고 알려진 상태에 있는 사람들의 경우에는, 그 분자가 분해되지 않고 몸으로 들어간다. 이것이 몇몇 아이들에게 땅콩 알레르기와 다른 음식 알레르기를 일으키는 과정인 것 같다.

짐작컨대, 땅콩의 단백질은 우리 몸에 흡수되어 항체 생성을 유도해 다음에 노출되었을 때 알레르기 반응을 일으키는 면역 반응을 일으킨다.

자가 면역질환

앞서 논의했듯이, 면역체계에서 세포의 주요 임무 중 하나는 비자기 세포와 자기 세포를 구별하는 것이다.

자가 면역질환에 대한 오랜 관점은, 실수로 자기 세포를 비자기 세포로 오인했을 때, 신체가 스스로를 공격하도록 유도하는 자가 항체라고 불리는 항체를 B세포가 생성한다고 단정한다.

자가 면역의 결과로 여겨지는 질환은 다발성 경화증, 루푸스, 하시모토 갑상선염, 제 1형 당뇨병 등이 있다.

대다수의 경우, 자가 면역반응으로 보이는 것이 사실 마이코박테리아, CWD박테리아, 심지어 나노박테리아(몇몇 바이러스보다 작은 박테리아 같은 생물 형태)의 형태와 같은 현재 확인되지 않은 세포내 병원균을 겨냥한 면역 반응일 가능성이 있다.

예를 들어, '사르코이드증은 항생제에 굴복한다. ─자가 면역질환에 대한 시사점'이라는 제목의 논문에서 마셜과 마셜(Marshall and Marshall, 2004)은 자가 면역질환인 사르코이드증이 사실 CWD 박테리아에 의해 유발될 수 있다는 증거에 대해 논의하고 있다. 이것이 사실이라면, 아마 다른 자가 면역질환도 감염에 의해 발생할 것이다.

두 마셜은 일부 자가 면역질환이 풍부한 Th1 사이토카인, 특히 식세포와 자연 살해 세포를 감염 부위로 모으는 인터페론 감마로 특징지어진다는 사실로 그들의 입장을 내세운다.

Th1 반응은 감염된 자기 세포가 파괴되는 지속적인 전투를 유발할 가능성이 있다. 일반적으로 자가 항체라고 불리는 것은 Th1 면역 전투로 인해 죽은 자기 세포의 조각에 맞서 생성된 항체일 수도 있다.

몇몇 연구원들은 라임병의 원인이 되는 보렐리아 부르그도르페리 같은 다형성 박테리아가 숙주 세포막에서 스스로를 코팅시켜 감지를 피하려 한다고 추측한다. 이론적으로는 이것이 신체가 병원균에 맞서는 항체를 만들도록 유도할 수 있는데, 그 항체는 궁극적으로 신체가 자기 세포막을 공격하도록 유도하는 항체이다.

자가 면역질환의 병원성 근거는 자가 면역질환의 다양하게 나타나는 방식과 그들이 Th1 과잉행동, Th2 과잉행동 및 동시 Th1/Th2 과잉행동과 관련 있다는 사실을 설명할 수 있다.

면역 불균형의 특성은 감염의 유형에 따라 달라질 수 있다. 또한 궁극적으로, 자가 면역질환은 Th1/Th2 불균형과 전혀 관련이 없을 수도 있다.

실제로, 최근의 연구는 앞서 논의한 억제 T세포가 자가 면역질환을 진정시키는 열쇠를 쥐고 있을 수도 있다는 점을 시사한다. 이 세포들은 면역반응에 제동을 거는 역할을 한다. Th1/Th2 불균형으로 보이는 것은 억제 T세포 활동의 단점에 비하면 부차적인 것일 수 있다(레체타(Leceta) 외, 2007).

게다가, 최근에 특징지어진 도움 T세포의 하위 범주인 Th17도 자가 면역에서 중요한 역할을 할 수 있다(스타인먼, 2007).

연구에 따르면, 트랜스퍼 팩터의 한 변종이 억제 T세포를 활성화시켜 일부 자가 면역질환에 도움이 될 수 있다고 한다.

혈관활성 장내 폴리펩티드 같은 억제 T세포를 활성화하는 다른 치료법도 도움이 될 수 있다(델가도(Delgado) 외, 2005).

제3장과 제4장에서 자가 면역질환에 대해 자세히 알아보도록 하자.

면역결핍

면역체계가 하나 또는 여러 개의 구성요소를 잃으면, 신체가 제대로 보호받지 못해 다양한 질병이 생길 수 있다.

이런 질병 중 일부는 후천적이지만 다른 질환은 유전된다. 가장 눈에 띄는 후천성 면역질환은 후천성 면역결핍증(AIDS)이다. AIDS는 HIV 바이러스가 T세포를 감염시켜 그것을 바이러스 복제의 번식지로 사용할 때 생기는 질환이다. 그것은 T세포의 DNA에 새로운 유전자를 삽입해 T세포를 HIV공장으로 전환시킴으로써 그렇게 한다.

또한, 이 바이러스는 강한 Th1(세포매개) 반응이 필요할 때, 강한 Th2(항체매개) 면역 반응을 일으켜야 한다고 신체를 속여 사이토카인의 방출을 유발한다. 따라서 이 바이러스는 면역 반응의 중요한 요소를 동시에 복제하고 비 활성화시켜 숙주가 암(예: 카포시육종)과 박테리아 감염(예: 폐렴)을 포함한 광범위한 추가 질병 상태에 취약해지는 것이다.

AIDS로 사망한 사람들은 HIV 바이러스 자체로 인한 것이 아니라, HIV 바이러스의 작용으로 인한 2차 감염으로 사망하는 것이다.

면역체계가 '활성' 상태에 고착될 때

몇 가지 질병 상태는 면역체계가 병원균 유발 질병을 효과적으로 다루지 못해 만성적 면역 활성화를 일으키고, 동시에 숙주를 다른 감염에 취약하게 만들어 합병증으로 이어지게 한다.

앞서 논의했듯이, 이것은 일부, 아마도 모든 자가 면역질환의 경우에 해당하는 것으로 보인다. 개개인은 면역체계의 구성 요소가 부족하지 않을 수 있지만, 그 구성 요소가 불충분하거나 균형이 맞지 않을 수는 있다.

Chronic Fatigue Immune Dysfunction Syndrome(CFIDS)이나 Chronic Fatigue Syndrome(CFS) 등 여러 가지 명칭으로 알려진 질환인 만성피로증후군(ME/CFS)이 이에 해당하는 경우인 것 같다. ME/CFS를 겪는 많은 사람들은 알려진 8가지 헤르페스 바이러스 중 하나인 HHV-6를 비롯한 다양한 바이러스가 있는 활성 감염에 양성 반응을 보인다.

면역체계는 바이러스를 근절하려는 노력으로 활성상태에 있는 것으로 보인다. 이런 상태는 Th1 반응이 꼭 필요할 때, 그 반응이 불충분해서 생겨난 것일 수 있다.

면역체계가 병원균을 퇴치할 수 없기 때문에, 사람이 만성적으로 아프게 되는 것이다.

면역체계가 현재의 감염을 처리하려고 할 때, 숙주는 추가적인 감염에 취약하게 되고, 만성적이지만 불충분한 면역 활성화가 지속된다.

이 악순환의 초기 시발점에 대해서는 알려진 것이 없고, 사람마다 다를 수 있다. 논리적으로 보면, 그것은 Th1(세포매개) 면역반응이 가진 선천적인 약점에서 비롯될 수 있다. 그러니까, 바이러스는 초기 문제를 일으키지 않을 수도 있다. 오히려, 그들의 존재는 근본적인 문제를 나타낸다.

이 사이클은 바이러스나 박테리아와의 주요한 면역 전투 후에 시작될 수도 있다. 전투 후, 면역체계가 회복되는 동안 발생할 추가적인 감염 및 면역체계가 쉽게 늪에 빠지게 될 기회의 창이 존재할 수 있는 것이다.

그럼에도 불구하고, 만성적인 면역 활성화와 만성적인 면역 억제는 일부 ME/CFS 환자에게서 동시에 발생하는 것으로 보이며, 이로 인해 면역반응이 효과적이지 않아 사람이 매일 아프다고 느끼게 되는 것이다.

장내 미생물 불균형―우리 모두 사이좋게 지낼 수 없을까?

장은 762cm 이상의 점액, 산 및 다육질의 배관으로 덮인 박테리아를 의미한다. 이것은 몇 개의 괄약근의 열림 또는 닫힘 상태에 따라 신체의 안팎에 존재하는 것으로 분류할 수 있다.

소화된 물질은 길이 약 610cm, 폭 약 3.8cm의 소장으로 흘러가기 전에 위장 속의 산과 효소와 함께 섞인다. 소장과 길이 약 152cm, 폭 약 7.6cm의 대장에서 음식 분자가 분해되고 변형되어 체내로 흡수된다.

신경계의 한 부분인 장신경계는 분리되어 있지만, 말초신경계의 교감 신경적 부분과 부교감 신경적인 부분의 영향을 받고, 음식 처리가 올바른 방향으로 계속 진행되도록 장 주변 근육에 파동을 일으킨다.

장의 표면적은 인간의 몸 전체와 거의 동일하다. 인간의 모든 숙주에 존재하는 자기 세포보다 장에 훨씬 더 많은 박테리아와 다른 미생물들이 존재한다.

장내 미생물군유전체(모든 세포, 숙주나 비숙주, 장내)의 세포는 지방과 탄수화물을 흡수하는 데 중요한 역할을 하고, 장내 체세포의 성장을 촉진시키며, 티아민(B1)과 같은 일부 비타민을 만들어낸다. 500종 이상의 박테리아와 다른 유기체가 "네가 내 세포막을 긁으면, 나도 네 세포막을 긁을 거야"라는 식의 세포와의 관계에서 공존한다고 여겨진다. 세포는 이 등식에서 인간적인 면을 나타낸다. 이 공생관계가 악화되면, 박테리아 군집과 인간을 숙주로 삼는 모든 생물의 건강이 위험해질 수 있다.

수백 종의 박테리아가 넓고, 따뜻하고, 습한 장에서 자원을 얻기 위해 몇 종의 효모와 경쟁한다. 일반적으로, 박테리아가 어느 정도 그들의 항균 펩티드를 방출해 지배하고 잠재적인 병원성효모를 막는 것을 돕는다.

효모가 어느 정도 자리를 잡고, 장의 영역을 차지하기 시작하면서, 인간의 숙주를 파괴할 수 있다는 몇 가지 시나리오가 있다. 한 시나리오에서, 인간 숙주내의 박테리아 감염 때문에 복용한 항생제는, 장내 많은 박테리아를 죽여서 효모에게 그 영역을 장악할 수 있는 기회를 만들어 준다.

또 다른 시나리오에서는, 효모가 설탕으로 가득 찬 식단에서 번성하고 기반을 잡는다. 일단 자리를 잡으면, 효모 집단은 장의 벽을 뚫고, 다른 분자나 아마도 모든 유기체가 신체로 들어갈 수 있는 리좀

(rhizome)이라는 뿌리를 자라게 한다. 음식 알레르기가 잠재적인 결과 중 하나이며, 다른 것도 있다.

유아기에 장 미생물은 면역체계를 거쳐 자유롭게 통과한다. 그들이 장에 머무르는 한, 면역체계는 그들을 내버려둔다. 하지만, 그들 중 일부라도 일단 체내로 들어가면, 본격적인 면역 반응이 일어날 수 있다. 특히 우려되는 것은 효모 과다증식으로 새는 장이 장과 그 밖의 다른 곳에 있는 박테리아의 주요 막 성분인 지질다당류(LPS)를 체내로 들어오게 할 가능성이다. LPS가 일단 신체에 침투하면, 강력한 독성 물질로 작용해 광범위한 염증성 면역반응을 일으킨다. 질병 행동(예: 금단, 피로)과 이에 수반되는 감정(예: 불안, 우울증)이 뒤따를 것으로 예상된다.

증상 치료를 목표로 한 치료법도 단기적으로는 유용하지만, 효모를 파괴하고 장에 공생세균을 주입하는 것만으로도 문제를 해결할 수 있다. 다행히도, 여러 실험실에서 장내 효모 수치를 측정하고 있으며, 항진균제와 활생균은 효모를 파괴하고 건강한 박테리아를 재생시키는 데 사용될 수 있다.

회피성 박테리아로 인한 면역 기능장애 – 예를 들어 라임병

1980년대 HIV(AIDS) 전염병이 주목받으면서, 특히 미국 북동부 지역에서 제대로 이해되지 않은 진드기 감염에 대한 우려가 생겼다.

처음 라임병 진단이 내려진 곳은 코네티컷 주(Connecticut)였다. 일반적으로 라임병은 알려진 바와 같이 보렐리아 부르그도르페리(Bb), 또는 그 가까운 친척 중 하나가 사슴 진드기에서 인간 숙주로 옮겨갈 때 발생한다.

> 나는 이 과립(스피로헤타에서 나온)이 내성이 있는 형태라는 것을 발견했고, 조직 내의 무수한 과립의 존재로는 일부 재발 메커니즘과 매독, 요우스 같은 몇 가지 보다 만성적인 스피로헤타 감염을 완전히 치료하기 어렵다는 것을 설명할 수 있다.
>
> 밸푸어(Balfour, 1911)

라임은 스피로헤타에 의해 발생한다. 코르크나사 모양의 유기체는 마음대로 다양한 형태로 변할 수 있다(2003년 루벨(Rubel)의 라임에 대한 환상적 개요와 그 다양한 형태 참조).

나선 형태에서, 이 유기체는 편모에 의해 추진되며, 근육 조직, 관절액, 중추신경계로 파고드는데, 사실 침투하려는 신체의 어느 곳이라도 깊게 파고 들어갈 수 있다.

이런 형태는 항생제에 민감하다. 그러나 몇 가지 다른 종류의 유기체는 항생제로 물리치기 어렵고, 신체의 방어기제로 발견하지 못할 수도 있다.

스피로헤타가 싹이나 과립을 형성하는 것은 흔한 일인데, 거기에는 싹이 개별 스피로헤타로 재형성되기에 충분한 유전 정보가 있다.

다 자란 스피로헤타는 스스로를 단단한 공처럼 만들어 낭포를 형성한다고도 알려져 있다. 이런 낭포는 숙주 세포의 외부와 내부 모두에 존재할 수 있으며, 대부분의 항생제를 감지하지 못하거나 항생제에 둔감하다. 낭포 내부에 있는 동안, 박테리아는 새로운 스피로헤타가 이전 성인 스피로헤타와 달리 세포막에 다른 항원을 가질 수 있는 방식으로 증식해 신체가 감염을 감지하는 것을 더 어렵게 만든다.

다른 많은 유기체와 마찬가지로, 라임 스피로헤타도 항생제가 핵에서 박테리아에 도달하는 것을 막을 수 있는 세포외 중합물질(EPS)이라고 불리는 슬라임 같은 코팅으로 덮인 군집을 형성하는 것으로 알려져 있다.

마지막으로, 스피로헤타는 세포막을 벗겨 세포내에 숨을 수 있고, L형이라고 불리는 세포벽 결핍(CWD) 형태로 존재하는 것으로 보인다.

배열이 인상적인 박테리아 형태의 보렐리아 부르그도르페리와, 면역체계의 상호작용은 라임 환자에서 나타나는 다양한 증상을 설명하는 데 도움이 된다.

로스너(Rosner, 2007)는 낭포성 형태 및 CWD형태가 MS에서 ME/CFS에 이르는 질환과 흡사하게 구는 동안 많은 환자가 겪는 독감 같은 증상의 원인이 스피로헤타 형태의 보렐리아 부르그도르페리일 수 있다고 주장한다.

65페이지의 일반적인 증상 점검표에서 볼 수 있듯이, 라임 증상은 놀라울 정도로 다양하며, 감염 부위나 다른 부위에서 박테리아가 취하는 형태에 따라 달라질 수 있다.

감정과 관련된 뇌 영역의 감염은 움직임과 관련된 뇌 영역의 감염과는 다른 영향을 미칠 것이며, 두 가지 모두 심장, 전립선 또는 관절의 감염과는 다른 증상으로 나타날 것이다.

일부 환자는 보렐리아 부르그도르페리에 양성 반응을 보이지만 증상이 없다. 일부에게는 질병이 생기고, 항생제의 도움으로 초기에 보렐리아 부르그도르페리 감염을 퇴치할 수 있다. 다른 사람들의 경우에는 몇 주간의 항생제로 급성 증상을 개선시킬 만큼 충분한 양의 성인 스피로헤타를 죽여 환자가 치료되었다는 잘못된 결론을 초래할 수 있다. 그들에게 있어서 과립, 낭포, 박테리아의 CWD 형태는 결국 자율 스피로헤타의 재기와 증상의 복귀로 이어지는 것이다.

실제로 일부 항생제는 상태가 호전될 때까지 방어적인 형태로 후퇴하도록 스피로헤타를 자극할 가능성이 있다. 이와 같이, 라임병은 종종 "몇 주 동안 박테리아가 항생제를 복용하도록 하라" 라는 현대 의학의 단순한 사고방식이 통하지 않는다.

보렐리아 부르그도르페리를 무찌르기 위해 무엇이 필요한지에 대한 실마리는 그것이 감염된 숙주 면역체계에 영향을 미치려는 방식에서 찾아볼 수 있다.

그 박테리아는 Th2 또는 항체매개 면역반응을 선호하며, 항체에 의해 쉽게 감지되지 않는 메커니즘을 개발했다.

HIV와 마찬가지로, 보렐리아 부르그도르페리는 세포매개 활동을 유발하는 사이토카인을 방출하는 숙주 세포의 능력을 억제시킨다.

Th1과 Th2 면역에 대한 2연타는 보렐리아 부르그도르페리가 숨어 있는 것 같지만 쉽게 찾을 수 있다는 것이다. 게다가, 박테리아의 수준이 높거나 '양'이 많으면 보렐리아 부르그도르페리가 직접 면역체계를 공격해 손상시키기 때문에 박테리아를 탐지하거나 박멸하기가 더욱 어려워진다.

국제 라임 및 관련 질병 협회(ILADS)에 따르면(부라스카노(Burrascano), 2002),

"연구에 따르면, 보렐리아 부르그도르페리의 양이 많을수록 자연 살해 세포를 포함한 B 및 T림프구의 침입 및 살상과 더불어, 림프구 변이가 억제되고, 체세포 분열을 유도해 면역체계에 임상적으로 영향을 미치기 시작한다… 보렐리아 부르그도르페리가 대식세포, 림프구, 내피 세포, 뉴런, 섬유아세포 같은 세포내에서 생존할 수 있다는 증거가 있다… 게다가, 보렐리아 부르그도르페리는 숙주 세포막으로 스스로를 코팅할 수 있고, 그것은 유기체를 캡슐화 할 수 있는 당단백질을 분비한다… 적어도 이론상으로 이런 코팅은 면역인식을 방해하고, 따라서 보렐리아 부르그도르페리를 제거하는 데에도 영향을 미치며, 혈청 반응도 유발한다."

일단 면역체계가 중요한 림프구를 상실하거나, 새로운 백혈구가 활성 면역세포로 전환되는 것을 억제당하는 것과 같은 수모를 겪으면, 신체가 우위를 점하는 상황은 상상하기 어려워진다.

면역체계를 속여 감염된 세포를 발견하고 파괴하는 것으로 관심을 돌린다고 해서, 진드기에 물려 전염되는 박테리아와 다른 병원균이 사라지는 것은 아니다.

혈액 검사로 활동성 감염의 증거를 발견하지 못하더라도, 환자는 계속적으로나 간헐적으로 아플 수 있다.

> 이런 가장 최근의 연구결과로 세포막 유래 낭포, 수포, 소구, 소낭 및 운동성 나선형 스피로헤타에 잠재적 변형이 생기는 것이 확인되었다. 이것은 복잡한 발달 사이클의 일부가 아니라 오히려 불리한 상황을 극복하거나 벗어나기 위한 스피로헤타의 '생존 메커니즘'이다…
> 이 유기체의 다양한 병리학과 낭포성 형태로 생존할 수 있는 능력 때문에 스피로헤타의 생존 메커니즘이 장기적이고, 만성적이고, 주기적으로 재발하는 질병을 만들어 낸다는 추측은 그럴싸하다.
>
> 버그도퍼(Burgdorfer, 1999)

보고서에 따르면, 신체가 아무리 건강해도 효과적으로 공격하기가 훨씬 더 어려워져, 감염 후 12시간 이내에 보렐리아 부르그도르페리 스피로헤타가 중추신경계(뇌와 척수)로 들어갈 수 있다.

실제로, 보렐리아 부르그도르페리의 낭포성 형태는 사실과 사건을 기억하는 데 중요한 역할을 하는 해마(맥도널드(MacDonald), 2007)로 알려진 뇌 구조에 숨는 것이 발견되었다. 베스트와 화이트(Best and White, 1998).

해마에 보렐리아 부르그도르페리가 있다는 것은 많은 라임 환자가 겪는 기억 문제를 설명하는 데 도움이 될 수 있다. 맥도널드(2007)는 해마에 있는 보렐리아 부르그도르페리가 알츠하이머 병을 진행시킬 수 있다고 주장한다.

스피로헤타 박테리아가 야기하는 매독은 생각과 기분을 쇠약하게 하는 문제를 유발할 수 있고, 다음 단계로 본격적인 정신질환으로 이어질 수 있다는 사실은 잘 알려져 있다. 치료되지 않거나, 치료가 잘 되지 않는 보렐리아 부르그도르페리 감염으로 비슷한 문제가 생길 수 있다는 사실은 놀라운 일이 아니다.

다시 국제 라임 및 관련 질병 협회(부라스카노, 2002)에 따르면,

"만성 라임병이 대부분 환자의 신경계에
영향을 미치는 질병이라는 것은 분명하다."

현재, 만성 라임병은 존재하지 않는다는 것이 의학적 신조이다. 단기간으로 항생제를 복용하면 모든 박테리아가 죽는다고 추측하며, 남은 모든 증상들은 감염에서의 어떤 '뺑소니' 효과 탓으로 돌린다.

이런 견해는 스피로헤타가 탐지와 파괴를 피하는 기술을 숙달했다는 1세기가 넘는 증거가 있음에도 불구하고 지속된다. 다행히도, 그런 신조는 여러 근거를 받아들여 만성 라임병을 지속적인 감염으로 인식하고 있다.

실제로, 2008년 5월, 미국감염질환학회(Infectious Diseases Society of America)는 코네티컷 법무장관의 압력으로 만성적인 라임이 존재하지 않는다는 입장을 재검토할 수밖에 없었다.

라임병 치료에 대한 완고한 의학적 신조가 미치는 영향과 고학력 연구원들과 의사들이 라임병을 이전에 매독처럼 신체에서 뿌리 뽑기 어려울 수 있다는 것을 인정하지 않는 것은 환자이자 옹호자이며 언론인인 마저리 티천(Marjorie Tietjen)이 쓴 편지에서 볼 수 있고, 캐나다 라임병 협회(Canadian Lyme Disease Foundation) 웹사이트에도 게시되었다.

"라임병을 치료할 수 없다는 예일대학(Yale)의 입장에 깔린 주력 중 하나는, 3~4주간의 항생제 치료가 항상 대부분의 병을 치료하는 데 충분하다는 것이다. 예일대의 몇몇 의사는 30일간의 치료가 지난 후에도 여전히 증상이 똑같다면, 만성적인 라임증세는 더 활성화되지 않고, 갑자기 자가 면역질환이 된다고 주장한다. 그들에게는 이것을 뒷받침할만한 증거가 없고, 이것은 그들이 몇 년 전 첫 라임 청문회에서 진술했을 때 명백해졌다. 아마도 이것이 그들이 가장 최근의 청문회에 참석하는 것을 꺼려했던 이유일 것이다. 라임병으로 의심되는 것을 치료하기 위해 예일대 병원에 가는 많은 환자는 다발성 경화증, 섬유근육통, 만성피로증후군, 루게릭병 그리고 심지어 루푸스라는 진단을 받고 있다. 예일대에서는 만성적인 활동성 라임병 같은 것은 없다고 생각하는 것이 분명하다."

만성 라임병을 치료할 의사를 찾을 수 있다고 가정했을 때의 전형적인 치료법은, 특히 낭포성 형태의 박테리아를 치료하는 약과 더불어, 때로는 정맥주사를 이용한 장기(6개월 이상) 항생제가 해당된다.

항진균제는 장의 건강한 박테리아가 죽어서 생기는 효모 과다증식을 막기 위해 권장되는 경우가 많다.

신체의 산소 수치 증가에서부터 다양한 약초 항균제를 복용하는 것까지, 모든 것을 포함하는 몇 가지 비전통적인 치료 방침도 있다.

라임병을 어떻게 치료하든 간에, 특히 중요한 것 중 하나는 신체를 치료해 우위를 되찾기 위해 보렐리아 부르그도르페리 감염 과정에서 다양한 기관계에 가해진 손상을 파악해 해결하는 것이다.

이것은 종종 호르몬 불균형을 바로잡고, 정신질환의 증상을 해결하기도 한다. 라임병 환자들은 보렐리아 부르그도르페리는 퇴치하기 어려운 감염이 될 수 있다는 사실과 병을 제대로 이해한 의사가 있어야 한다는 사실을 잘 알고 있다.

이런 의사들은 환자들에게 라임 의학 박사(Lyme Literate MDs, 혹은 LLMDs)라고 알려져 있다. (라임 치료에 대한 더 많은 정보 및 라임 의학 박사를 찾기 위해서는 www.ilads.org를 참고하라.)

국제 라임 및 관련 질병 협회(ILADS, www.ilads.org)의 라임병 증상 점검표

1. 알 수 없는 열, 땀, 오한, 홍조
2. 알 수 없는 체중 변화
   (증가 혹은 감소 – 반복)
3. 피로, 피곤, 체력 저하
4. 알 수 없는 탈모
5. 부어오른 샘
6. 인후통
7. 고환통/골반통
8. 알 수 없는 생리불순
9. 알 수 없는 젖분비; 유방통
10. 과민 방광 혹은 방광 기능 장애
11. 성 기능 장애 혹은 성욕 상실
12. 배탈 혹은 배앓이
13. 대장 기능 변화(변비, 설사)
14. 흉통 혹은 갈비통증
15. 숨가쁨, 기침
16. 심계 항진, 맥박 생략, 심차단
17. 심장 잡음이나 판막탈출증의 증세가
    있었던 적이 있는가?
18. 관절통 또는 붓기
19. 관절이나 등의 강성
20. 근육통 혹은 경련
21. 얼굴이나 다른 근육 떨림
22. 두통
23. 목의 갈라짐 및 균열, 경부강직, 목통증
24. 저림, 마비, 작열감이나 찌르는 느낌,
    전격통증, 피부 과민증
25. 안면 마비(안면 신경 마비)
26. 눈/시력: 복시, 흐릿함, 부유물 증가,
    광과민성
27. 귀/청력 : 윙윙 거리는 소리, 울리는 소리,
    귀 통증, 소리 민감성
28. 멀미 증가, 어지러움, 불균형
29. 변덕, 기운 없음, 앉거나 눕는 것의
    불가피성
30. 떨림
31. 혼란, 사고의 어려움
32. 집중력과 독서의 어려움
33. 건망증, 단기 기억력 저하, 주의력 저하,
    새로운 정보 흡수 문제
34. 방향감각상실: 길을 잃고, 엉뚱한 곳으로
    가는 것
35. 말하기 또는 쓰기의 어려움; 단어 또는
    이름 막힘
36. 감정기복, 과민 반응, 우울증
37. 수면 방해 – 너무 많이 자거나, 너무 적게
    자거나, 분별 수면, 너무 일찍 깸
38. 알코올로 인한 과장된 증상이나 숙취

궁극적으로, 항생제와 다른 약품이 신체를 유리하게 작용시키는데 확실히 도움이 되기는 하지만, 오직 인간의 몸으로만 보렐리아 부르그도르페리를 물리칠 수 있다.

많은 라임병 환자는 치료 후 증상이 더 심해지는 현상이 나타나는 기간이 길고, 다른 이들은 쇠약해지는 증상을 일 년 내내 겪는다. 이런 차이는 과립, 낭포 또는 점액의 군집에서 생기는 모든 스피로헤타에 빠르게 덤비는 박테리아를 잡아 강제로 숨어 있게 하는 숙주 면역체계의 능력에 달려있다. 우리를 감염시키는 바이러스와 박테리아의 흔적을 신체가 모두 제거한다고 생각하는 것이 위안이 된다.

보렐리아 부르그도르페리, 헤르페스 바이러스, 말라리아, 결핵과 같은 병원균이 있는 효과적인 면역체계는 항체를 굴복시켜 그들이 영원히 해를 끼치지 않기를 바라며 그 곳에 머물게 한다. 효과적인 면역체계가 없으면, 활동성 감염이 지속되거나 재발할 수 있다.

트랜스퍼 팩터가 면역체계의 건강에 어떻게 영향을 미치는지에 따라 라임병 치료에서 강력한 협력자 역할을 할 수 있을 것이다.

투핀 외(Tupin et al, 2008) 연구원들은 권위 있는 국립과학원회보(Proceedings of the National Academy of Sciences)에서 발표한 논문에서, Th1 반응의 핵심 요소인 자연 살해 세포가 쥐의 라임병 감염 과정에서 관절 염증을 예방하는 데 주된 역할을 했다고 보고했다.

저자들은 그 결과를 이렇게 결론 내린다.

"…세포성 면역보다 체액성 면역이 라임병 해결을 촉진시키는데 충분하다는 오랜 견해에 어긋난다."

트랜스퍼 팩터는 자연 살해 세포의 수치를 증가시키며, 이미 존재하는 자연 살해 세포의 살상 효과도 증대시킨다.

그들은 Th1 도움 T세포, 대식세포, 수지상세포의 수치를 증가시키고, 어떤 증상이 생기면 신체를 라임 박테리아에 의해 발생하는 Th2(항체매개) 우성 상태에서 벗어나게 해야 한다.

광역 트랜스퍼 팩터는 일반적으로 면역체계의 건강을 증진시키고, 보렐리아 부르그도르페리와 다른 은밀한 감염을 치료하는 데 상당히 도움을 줄 수 있다.

다양한 보렐리아 부르그도르페리 형태와 싸우려고 할 때, Th1 반응이 활성 상태에 고착되는 경우, 트랜스퍼 팩터는 반응을 강화함으로써 그 전투를 최고위로 끌어올리는 데 도움이 될 수 있다.

트랜스퍼 팩터로 인해 시작된 변화는, 신체가 질병의 만성적 특성의 근본적인 원인 중 하나인 낭포 형태에서 재출현하는 스피로헤타를 처리하고, 과립에서 발달하는 성인 스피로헤타를 처리하도록 준비하는 데 도움이 될 것이다.

다양한 형태로 나타나는 라임 박테리아에 맞서 생성된 트랜스퍼 팩터는, 특히 보렐리아 부르그도르페리의 세포내 CWD 형태뿐만 아니라 관절과 뇌까지 도달하려고 열심히 파고드는 스피로헤타를 찾아 파괴하는 데 도움이 될 수 있다.

라임병은 강한 세포매개 면역반응에 가장 잘 반응하는 병인 것 같다.

트랜스퍼 팩터는 면역반응을 억제하려는 보렐리아 부르그도르페리의 노력을 무시해야 하고, 면역체계는 Th1 반응이 상승되었지만, 이후 감염 단계에서 그 반응이 불충분한 경우에 생기는 질병을 극복하도록 도와야 한다.

항생제와 트랜스퍼 팩터의 조합은 다른 형태로 바뀔 수 있거나, 휴면상태에 있을 수 있는 다른 박테리아 및 보렐리아 부르그도르페리를 물리치는 데 특히 효과적일 수 있다.

질병 치료 및 예방에 있어 트랜스퍼 팩터의 효용성에 대한 연구는 제4장에서 다룰 것이다.

현재 라임병에 맞서는 트랜스퍼 팩터의 효용성을 평가하는 연구는 발표되지 않았지만, 논리적으로는 트랜스퍼 팩터를 사용하는 것을 지지하고 있으며, 이를 시도한 의사와 환자의 개인 보고서는 상당히 유망하다.

라임 치료의 선구자인 조셉 부라스카노(Joseph Burrascano) 의학 박사는 2008년, '라임병에 대한 고급 주제: 라임병 진단의 단서와 치료 지침 및 또 다른 진드기 매개 질환'이라는 보고서에서 다음과 같이 말한다. "나는 개인적 경험을 통해 트랜스퍼 팩터 치료의 신봉자가 되었다. 라임 환자의 경우… 나는 심하게 아픈 사람들을 치료에 더 잘 반응하도록 만드는 데 트랜스퍼 팩터가 놀라울 정도로 효과적이라는 것을 알게 되었다."

이 장에서, 우리는 면역체계와 그것이 어떻게 작용하는지에 대해 살펴보았다.

다음은 우리가 다룬 내용을 요약한 것이다.

- 면역체계는 잠재적인 위협을 확인해 파괴하기 위해 신체의 내용물을 관찰하는 다양한 세포와 기관으로 구성되어 있다.

- 면역세포는 골수에서 생기고, 다양한 유형의 세포로 성숙한다. T세포는 흉선에서 성숙하는 반면, B세포는 골수 자체에서 성숙한다. 두 개 다 림프구이다.

- B세포는 자유롭게 떠다니는 미생물의 표면에서 항원이라고 불리는 분자에 결합하는 항체를 생산하고, 그 항원을 무력화시키거나 파괴하겠다는 표시를 한다. 그들은 또한 알레르기와 자가 면역질환에서도 역할을 한다.

- 대식세포와 수지상세포를 포함한 식세포는 미생물과 감염된 세포를 집어삼키고, 면역반응을 조정하도록 그들의 항원을 림프구에 제시하는 큰 백혈구이다.

- 도움 T세포는 그들의 세포막에서 항원 수용체를 통해 외부 위협

을 인식하고, 그 위협을 처리하기 위해 적절한 면역 반응을 준비
한다.

• 세포독성 T세포는 감염된 체세포의 표면에서 항원을 찾은 다음
직접적으로 그 세포를 파괴한다.

• 억제 T세포는 전투가 끝나면 면역 반응을 차단한다.

• 또 다른 형태의 림프구 세포인 자연 살해 세포는 표면에 '자기' 세
포라는 것을 확인할 표시가 부족한 세포를 찾아 죽인다. 자연 살
해 세포는 초기 면역반응 및 암과의 싸움에 필수적이다.

• 면역체계의 세포들은 사이토카인을 사용하는 등의 다양한 수단으
로 서로 소통한다.

• 병원균과의 전투 후, 면역체계는 두 가지 경로로 그것에 대한 기
억을 발전시키는데, 그 두 가지 모두 신체의 재감염을 막아준다.
그 결과를 면역력이라고 한다.

• Th2(항체매개) 면역은 자유롭게 떠다니는 바이러스와 박테리아 같
은 세포외 위협으로부터 신체를 보호하기 위해 B세포에 의한 항
체 생성을 수반한다.

- Th1(세포매개) 면역은 자기 세포 내부로 기어오르는 바이러스, 마이코박테리아, CWD 박테리아 같은 세포내 위협으로부터 신체를 보호하기 위해 도움 T세포에 의한 트랜스퍼 팩터의 생성과, 세포독성 T세포 및 자연 살해 세포의 활성화를 수반한다.

- 트랜스퍼 팩터는 항체처럼 항원과 결합하지만, 항체와는 달리 자유롭게 떠다니는 병원균보다는 감염된 자기 세포의 표면에 있는 항원과 결합한다.

이제 우리는 면역체계의 기초를 다뤘기 때문에, 면역체계를 건강하게 유지하는 것의 논리적 중요성을 살펴볼 것이다. 앞으로 살펴볼 것처럼, 심지어 질병이 없는 사람의 경우에도, 면역체계 활동은 그들의 건강과 행복에 대한 감정에 강하게 영향을 미칠 수 있다. 발달장애가 있거나, 우울증 같은 신경정신 질환이 있는 사람의 경우, 면역 활동이 큰 역할을 할 수 있다.

다음 세 페이지는 1장에서 다룬 개념에 관련된 요약 정보이다. 중요한 용어가 담긴 용어집과 함께, Th1 및 Th2 면역으로 유도하는 과정을 간단히 설명한다.

불완전하지만, Th1/Th2 분류는 신체가 감염과 싸우는 기본적인 메커니즘을 분류해주고, 트랜스퍼 팩터가 어떻게 도움이 될 수 있는지를 이해하는 데 꽤 유용하다.

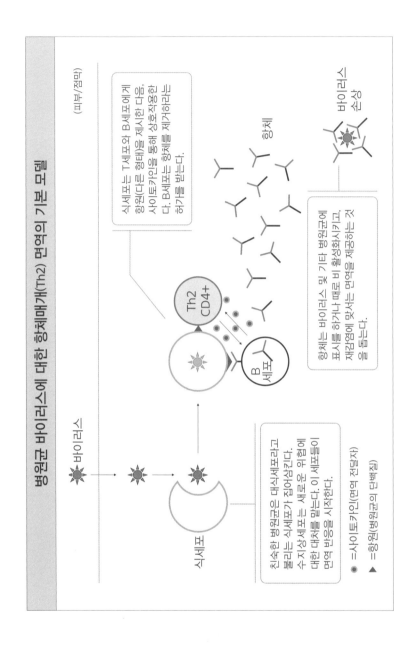

병원균 바이러스에 대한 항체매개(Th2) 면역의 기본 모델

(피부/점막)

바이러스

식세포

바이러스

Th2
CD4+

B
세포

항체

바이러스
손상

식세포는 T세포와 B세포에게 항원(다른 항태)를 제시한 다음, 사이토카인을 통해 상호작용한다. B세포는 항체를 제거하라는 하기를 받는다.

침속한 병원균은 대식세포라고 불리는 식세포가 잡아삼킨다. 수지상세포는 새로운 위협에 대한 대처를 만든다. 이 세포들이 면역 반응을 시작한다.

항체는 바이러스 및 기타 병원균에 표시를 하거나 때로 비 활성화시키고, 재감염에 맞서는 면역을 제공하는 것을 돕는다.

= 사이토카인(면역 전달자)

▲ =항원(병원균의 단백질)

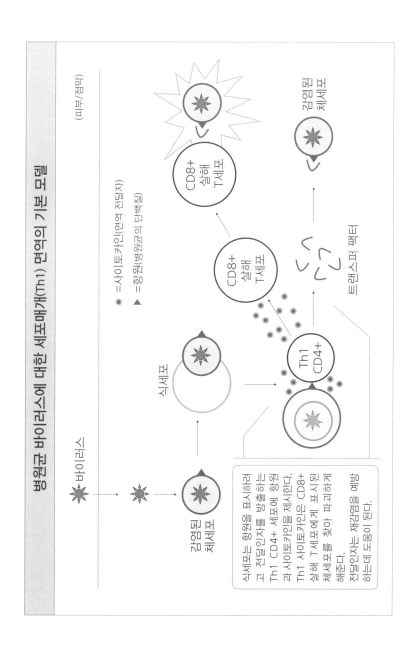

병원균 바이러스에 대한 세포매개(Th1) 면역의 기본 모델

(피부/점막)

● =사이토카인(면역 전달자)

▲ =항원(병원균의 단백질)

바이러스

감염된 체세포

식세포

Th1 CD4+

CD8+ 살해 T세포

CD8+ 살해 T세포

트랜스퍼 팩터

감염된 체세포

식세포는 항원을 표시하려고 전달인자를 방출하는 Th1 CD4+ 세포에 항원과 사이토카인을 제시한다. Th1 사이토카인은 CD8+ 살해 T세포에게 표시된 체세포를 찾아 파괴하게 해준다.
전달인자는 재감염을 예방하는데 도움이 된다.

제 1장의 중요 용어 해설

병원균	바이러스나 박테리아 같은 질병 유발 물질.
항원	면역 반응을 유발하는 분자. 병원균의 단백질이거나 병원균에 감염된 체세포이다. 암세포 같은 돌연변이세포의 단백질일 수도 있다. 먼지, 꽃가루 또는 애완동물 비듬과 같은 알레르겐일 수도 있다.
항체	B세포가 만든 분자. 바이러스나 박테리아 같은 자유롭게 떠다니는 병원균의 항원과 결합하거나 알레르겐에 결합해 그것을 비활성화하거나 파괴의 표시를 한다./신체가 스스로를 공격하도록 이끄는 자가 항체.
도움 T세포	CD4+세포. 항원을 발견해 적절한 면역 반응을 유발한다. 이는 세포외 병원균에 대한 B세포의 항체 생성이나 세포내 감염에 대한 CD4+의 트랜스퍼 팩터 생성일 수 있다.
세포독성 T세포	CD8+ 세포. 감염된 세포에서 항원을 감지하여 그 항원을 나타내는 감염된 세포를 직접적으로 죽인다.
자연 살해 세포	친숙하지 않는 세포를 모두 죽인다. 암과 싸우는데 중요하다.
식세포	대식세포와 수지상세포를 포함한다. 병원균을 잡아 다른 세포에게 그 병원균의 항원을 보여준다.
B세포	항체를 만드는 면역 세포. 알레르기 및 체액성 또는 항체매개 면역에 관여한다. 또한, 바뀌고 있는 관점이지만 자가 항체는 오랫동안 자가 면역 질환의 원인으로 여겨졌다.
Th1 반응	암세포, 진균, 원생동물뿐만 아니라 박테리아나 바이러스에 감염된 체세포를 추적하는 Th1 도움 T세포, 자연 살해 세포, 세포독성 T세포와 관련된 면역반응. 세포매개 면역으로 가는 경로. 라임병, HIV, 자가 면역 질환과 같은 몇 가지 질병과 감염이 있는 사람들에게 억제되어 있거나 불충분하다.
Th2 반응	Th2 도움 T세포, B세포 및 항체의 활동이 지배한다. 체액성 또는 항체매개 면역으로 가는 경로. 알레르기 및 자가 면역 질환에 관련된 과잉활동. 주로 백신에 의해 촉발된 반응.
트랜스퍼 팩터	CD4+세포에 의한 방출. CD4+ 세포가 Th1 반응으로 향하는 직접적 자원이라는 신호. CD8+ 세포가 파괴하려는 감염된 숙주 세포를 식별하는데 큰 도움이 될 것이다. 그들도 항체처럼 항원과 결합하지만, 자유롭게 떠다니는 병원균보다는 감염된 체세포의 표면에 결합한다. 구강으로 흡수될 정도로 작다. 면역 정보를 한 사람이나 동물에서 다른 사람이나 동물에게로 전달할 수 있다. 질병 치료 및 예방에 있어 항생제나 백신과 동등하게 중요할 수 있다.

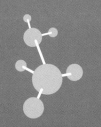

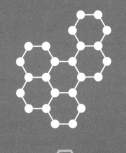

제**2**장

건강한
면역체계의
중요성

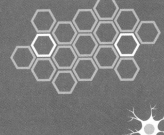

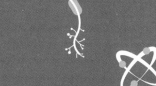

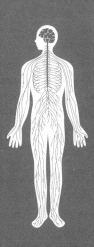

면역체계는 외부의 위협과 암세포로부터
신체를 보호하기 위해 협력할 수 있는
복잡한 세포유형의 무리로 구성되어 있다.

질병의 증상이 생기기 전에
면역체계를 건강하게 유지하는 것은
모든 종류의 감염을 예방하거나,
늦추거나, 생존할 수 있는 최선의 희망이다.

이 장에서는 면역체계를
건강하게 유지하는 것의 중요성을 알아보고,
그렇게 하는 방법에 대해 논의할 것이다.

면역체계를 건강하게 만들고
유지해야 하는 이유

1918년의 유행성 독감은 면역체계를 건강하게 유지하기 위해 노력해야하는 좋은 이유를 많이 제공한다.

1918년과 1919년, 전 세계는 돼지 독감 바이러스로 황폐화되었다. 스페인 독감이라고도 불리는 그 균주는 현재 미국에서 나타난 것으로 여겨진다. 그것은 대중에게 발생하기 전에 군 인사들에 의해 옮겨졌다. 이것은 제 1차 세계 대전 동안 미군들에 의해 유럽으로 옮겨졌으며, 그곳에서 주축국과 연합군을 통해 전염병처럼 퍼졌다.

이것이 1919년에 스스로 소실되기 전에, 이 바이러스로 인해 전 세계적으로 2천만 명에서 1억 명 사이의 사람들이 사망했으며, 미국의 경우는 70만 명이 사망했다.

좋은 소식은 이 바이러스에 감염된 모든 사람들이 사망하지는 않았다는 것이다. 1990년대 중반에 중국(China) 남부에서 발생한 무서운 H5N1 조류독감 변종에서 약 50%가 생존했고, 2009년 초 멕시코(Mexico)에서 발생한 H1N1 변종에서는 90%이상의 대부분이 생존했다. 왜 어떤 사람들은 살아남고 다른 사람들은 그렇지 않은지는 알수 없지만, 면역체계를 제대로 유지하는 것은 확실히 생존율을 높여준다.

면역체계를 건강하게 유지하는 것은 새로운 병에 걸리거나, 기존의 많은 질병으로 인한 사망의 가능성을 줄여주는 것 외에도, 치료후 증상이 심해져 오래된 질병을 유발하는 병원균이 자라나는 것을 막을 수 있다.

구순 포진을 일으키는 헤르페스 바이러스가 그 예이다. 구순 포진은 사실 감기 바이러스와는 아무런 관계가 없다. 그것은 많은 헤르페스 바이러스 중 하나인 단순성포진바이러스(HSV-1)에 의해 유발된다.

감기에 걸렸을 때, HSV-1이 어떻게 그리고 왜 영향을 미칠까?

일단 우리가 헤르페스 바이러스에 감염되면, 그 바이러스는 우리의 중추신경계(뇌와 척수)와 신체의 나머지 부분을 연결해주는 신경 속에 은둔하는 경향이 있다.

그곳에는 얼굴과 뇌로, 또는 얼굴과 뇌로부터 정보를 전달하는 신경이 있다.

때로는 스트레스나 압도된 면역체계와 관련된 이유로, 헤르페스 바이러스가 신경에서 나와 피부세포로 들어간 다음 발진을 일으킨다.

HSV-1의 경우, 입과 코 주위에서 발진하는 경향이 있다. 면역체계가 감기 바이러스와 같은 또 다른 병원균과 싸우느라 바쁘면, HSV-1 같은 병원균을 유발하는 질병이 나타나 신체에 대혼란을 일으킬 수 있다. 따라서 감기 바이러스에 의한 것은 아니지만, 감기에 걸리면 HSV-1같은 기회주의적인 바이러스가 이미 병에 걸렸을 때

다시 나타날 확률이 높아지는 것이다.

면역체계를 강하게 하는 것은 HSV-1를 포함한 모든 종류의 바이러스 발생을 막는 가장 좋은 억제책이다.

면역체계가 제대로 작동하지 않으면 약물로 면역체계를 억제시키기 때문에 기존 질병과의 싸움에 얽매이거나, 또는 단순히 건강에 해롭기 때문에 신체가 외부 침입자, 휴면 감염, 그리고 암세포에 더 민감해진다.

우리는 다음 장에서 헤르페스 바이러스에 대한 논의로 돌아가 그것들을 막는 트랜스퍼 팩터의 잠재적 효용성에 대해 논의할 것이다.

02

병을 피하는 오래된 방법
– 독감을 예로 들어

질병을 유발하는 바이러스 파괴에서 신체를 보호하기 위해서는 면역체계가 건강해야 한다. 불행하게도, 매우 건강한 사람들조차 적절한 방어가 없는 새로운 바이러스에 감염되기 쉽다.

앞 장에서 논의한 바와 같이, 독감 같은 일부 바이러스의 항원은 빠르게 변형되기 때문에 신체가 모든 새로운 변종에 맞서 신속하게 방어를 할 수 없게 된다. 실제로 보건 당국자들이 가장 우려하는 것 중 하나는 매우 치명적인 새로운 독감의 변종이 나타나서 전 세계를 빠르게 휩쓸 수도 있다는 것이다.

적극적으로 면역체계를 건강하게 유지하는 것 외에도, 손 씻기와 병원균 노출을 피하는 것 등의 기본적인 방법도 있다.

다음은 2006년 세계보건기구(WHO)에서 발표한 '유행성 독감에 대한 비약품적 개입, 국제적 조치'라는 보고서에서 발췌한 내용이다(세계보건기구, 2006).

"전염병 예방대책에는 이상적으로 제약 대책(백신 및 항바이러스제)이 있을 수 있지만, 가까운 미래에 그런 조치는 60억이 넘는 세계 인구에는 소용이 없을 것이다. 따라서 2005년에… 세계보건기구는 최신의 전 세계적 독감 예방 계획에서 비약품적인 공중 보건 개입을 권고했다. 감염원에 민감한 사람의 노출을 줄이기 위해 고안된 이런 개입은 일반적으로 지난 수세기 동안 감염을 통제하는 데 사용되었다."

잦은 손 씻기와 병든 사람과의 접촉을 피하는 것이 독감을 막는 좋은 방법이다. 다시 말하지만, 면역체계를 건강하게 하는 것도 도움이 된다.

질병통제예방센터(CDC)에 따르면 (위와 동일한 기사),

"혈청학적 검사로 계절성 독감 감염의 약 30~50%가 질병을 일으키지 않을 수 있다는 사실을 알 수 있다."

바이러스에 노출된 일부 사람들에게는 그 바이러스가 문제를 일으키기 전에 미리 퇴치할 수 있게 해주는 무언가가 분명히 있을 것이다. 물론, 우리는 여기서 전형적인 독감 바이러스에 대해 이야기하고 있는 것이지, 지금 세계 보건 당국자들이 두려워하고 있는 슈퍼바이러스가 아니다.

우리가 우리 스스로를 얼마나 잘 지킬 수 있는가에 대해서는 한계가 있다.

일반적인 독감 바이러스는 증상이 나타나기 24~48시간 전에 감염된 사람에 의해 전염될 수 있다. 비공개 사업회의에서는 누군가가 병에 걸리기도 전에 질병이 급속도로 퍼질 수 있다.

CDC에 따르면 (위와 동일한 기사),

"환기가 되지 않는 비행기에서 독감 증상이 있는 사람과 3시간 동안
있었던 승객 72%에게 독감 같은 질병이 발생했다. 75석 규모의 항
공기에서는 독감에 걸린 사람과 함께 비행하던 15명의 승객들이 병
에 걸렸다. 15명 전원이 기준 환자의 5열안에 앉아 있었고, 9명은 2
열안에 앉아 있었다."

면역체계가 전염성이 높은 병원균으로부터 우리를 얼마나 잘 보호
할 수 있는가에 대해서는 한계가 있기 때문에, 우리가 다양한 계절성
질병이든, 전국적 감염 슈퍼버그든지 간에, 독감에 걸렸을 때 우리
자신과 공동체에 줄 수 있는 최고의 선물은 집에 머무는 것이다.

에모리 대학(Emory University)의 마이클 하버(Michael Haber)와 CDC
동료의 최근 보고서에 따르면(하버 외, 2007),

"…독감 같은 있는 증상이 있는 사람들을 집에 머물도록 장려하면,
질병율과 사망률은 약 50%까지 감소할 수 있다."

따라서 바이러스성 전염병을 예방하기 위한 마법의 제약 탄환이
부족함에도 불구하고, 면역체계를 건강하게 유지하는 것과 더불어
손 씻기 및 환자와의 접촉을 피하는 등의 저차원적인 기술적 전략은
여전히 상당히 효과적이다.

심장병 및 면역체계 건강
- 바이러스와 박테리아가 심장질환과 뇌졸중을 일으킬 수 있는가?

그렇다. 미국 심장 협회(American Heart Association)의 최근 정보에 따르면, 많은 사람들의 심장병과 뇌졸중의 원인이 전염성 질병일 수 있다.

"건강한 사람들을 위험에 빠뜨리는 것으로 보이는 저등급 염증의 원인이 무엇인지 확실히 아는 사람은 아무도 없다. 하지만, 새로운 연구 결과는 박테리아나 바이러스에 의해 발생할 수 있는 감염이 아테롬성 동맥경화에 기여하거나, 심지어 원인이 될 수 있다는 가설과 일치한다. 감염성 박테리아로는 폐렴 클라미디아(klah-MID'e-ah nuMO'ne-i)와 헬리코박터 파일로리(HEL'ih-kobak"ter pi-LO'ri)가 있다. 가능성 있는 바이러스성 병원균으로는 단순성포진 바이러스와 거대세포바이러스(si"tomeg"ah-lo-VI'rus)가 있다. 따라서 언젠가는 항생제나 항바이러스 요법이 심장마비를 예방하는 데 사용되는 다른 치료법들과 결합하게 될 것이다."

전체 기사는 2007년 미국 심장 협회(AHA)의 링크를 참조해라. 스트레스 같은 다른 요인도 심장마비나 뇌졸중에 기여하며, 감염으로 모든 경우를 설명할 수 있지는 않다는 것을 명심하라.

하지만, 심장병, 뇌졸중, 감염 사이의 관계에서 광범위한 건강 질환에서 활동하는 것처럼 보이는 면역체계의 중심 역할이 두드러진다.

04
면역체계
건강 및 행복

면역체계의 건강과 행복의 일반적인 감정 사이의 관계를 연구로 밝히기 시작했다.

이스라엘(Israel)의 연구원들은 어린이 질병의 흔한 원인인 풍진 바이러스 예방 접종을 한 십대 소녀들의 심리적 행복을 조사했다.

앞서 논의했듯이, 예방접종은 면역체계가 바이러스를 인지하고 실제로 마주치게 될 때, 그것으로부터 인간을 보호할 수 있도록 바이러스의 일부, 혹은 전체를 몸에 주입하는 것이다.

예방 접종 후, 면역체계는 항원에 대해 알게 되어 급격하게 활동해 몇몇 사람들을 병들게 한다. 앞서 언급한 연구를 보면, 사람들이 약간 아파지자, 또한 약간 우울해졌다.

저자의 말에 따르면 (이르마야(Yirmaya), 2000),

"[예방 접종을 한 몇 명의 소녀들]은 우울한 기분과 사회성 및 주의력 문제, 그리고 비행 행위가 증가하는 등의 여러 가지 기준에서 상당한 증가를 보였다… 따라서 가벼운 바이러스 감염조차도 약한 사람들에게는 우울 증세를 장기화시킬 수 있다."

그 연구 집단은 면역체계의 건강과 심리적 기능 사이의 관계에 대한 연구를 한 단계 더 진전시켰다.

그들은 면역체계의 기능을 평가하기 위해, 일반적으로 인간의 면역반응을 일으키는 기술인 박테리아 세포벽의 일부를 피험자에게 주입했다.

비록 주사된 물질이 신체적인 증상을 일으키지는 않았지만, "피실험자들의 불안감과 우울감이 일시적으로 상당히 증가했다. 게다가, 언어 및 비언어적 기억력도 상당히 손상되었다."

풍진 예방접종 후, 젊은 여성의 기분에 대한 또 다른 연구에서도 연구원들은 유사한 결과를 발견했다(이라마야 외, 2000).

"통제 집단과 그들의 기준에 비교했을 때, 약한 사람(사회경제적 지위가 낮은 소녀들)의 하위집단은, 예방 접종 후 최대 10주까지 바이러스성 우울증이 현저하게 증가했다."

피실험자들에게 신체 면역반응의 일환으로 분비되는 분자인 사이토카인과 함께 주입했을 때도 유사한 결과가 나타났다.

일리노이 대학교 어바나 샴페인(University of Illinois Champagne-Urbana)의 연구원들은 사이토카인이 뇌에서 직접 작용해 질병에 대한 많은 심리적 증상들을 유발한다고 주장한다.

최근 논문에서 그들이 했어야 했던 말은 다음과 같다(댄저와 켈리(Dantzer and Kelley), 2006).

사이토카인은 "뇌에서 작용하여 식욕 부진, 졸음, 정상적인 사회 활동 불가, 열, 관절통, 피로 등의 일반적인 질병의 증상을 유발시킨다… 사이토카인이 생존을 촉진시키는 생리적 적응을 유도하기 위해 뇌에서 작용한다는 사실은, 선천적 면역체계의 부적절하고 장기적인 활성화가 알츠하이머병에서 뇌졸중까지 아우르는 뇌의 많은 병리학적 장애와 관련 있을 수 있다는 가설을 이끌어냈다… 실제로, 최근에 뇌에서 발생한 사이토카인 작용은 우울증을 비롯한 특정 정신질환의 병리학에 대한 첫 번째 단서를 제공했다."

흥미롭게도, 항우울제는 일부 사이토카인의 생성을 억제하고, 사이토카인 유도 우울증 증상을 감소시키는 것으로 밝혀졌다(니시다(Nishida) 외, 2002).

우울증에 맞서 약물과 거의 같은 효능이 있는 운동은 면역체계의 건강에도 큰 변화를 일으키며, 단 90분 동안 적당히 운동을 하는 것으로도 자연 살해 세포의 생산이 촉진된다. 따라서 운동과 항우울제 모두 면역체계에 영향을 주어 기분에도 영향을 미칠 수 있는 것이다.

면역체계 활동은 우리가 어떻게 느끼는지와, 우리가 느끼는 것이 어떻게 면역체계 활동에 영향을 주는가에 영향을 미친다.

인디애나 주립 간호대학(Indiana State School of Nursing)의 연구원들은 암 환자들이 재미있는 프로그램을 보자, 자연 살해 세포 수준이 증가했다고 보고했다.

그들의 말에 따르면(베넷(Bennett) 외, 2003),

"웃음은 스트레스를 줄여주고 자연 살해(NK) 세포의 활동을 향상시킬 수 있다. 저조한 자연 살해 세포 활동이 내성의 감소와 암 및 HIV 환자의 질병률 증가와 관련이 있기 때문에 웃음은 유용한 인지 행동적 개입이 될 수 있다."

따라서 면역체계 내의 활동은 건강한 사람들이 생각하고 느끼는 방식에도 큰 영향을 미칠 수 있는 것으로 보인다. 기분이 좋으면 면역체계의 건강이 증진되기도 한다. 이것이 면역체계를 건강하게 유지하기 위해 힘써야하는 추가적인 이유이다.

05
정신질환과 발달장애에 있어
면역체계의 역할

위에서 상세하게 설명한 것처럼, 면역체계의 활동은 정신적으로 건강한 사람들의 불안과 우울증 증상의 정도에도 영향을 미칠 수 있다.

연구원들은 오랫동안 면역체계의 건강과 정신질환 사이에 연관성이 있다고 추측했다. 수십 년 전에 수행한 연구는 임신 후기에 독감 바이러스의 특정 변종에 노출되면 자녀가 조현병에 걸릴 가능성에 영향을 미칠 수 있다고 주장한다. 더 최근의 연구는 정신질환을 특정 유형의 감염 및 면역 불균형과 연관시키기 시작했다.

연쇄상구균 면역체로 인해 발병되는 자가 면역질환(Pediatric Autoimmune Neuropsychiatric Disorders Associated with Streptococcal, PANDAS)이라고 불리는 한 가지 새로운 범주의 소아과 질병은 면역 활동과 심리적 기능 사이의 강한 연관성을 강조한다.

PANDAS의 증상으로는 갑작스런 틱장애와 강박장애가 있으며, 이것은 자가 면역반응에 의한 것으로 여겨진다.

연쇄상구균 박테리아를 찾아다니는 면역 세포는 기저핵이라고 불리는 영역에서 뇌세포를 공격할 수 있는 것으로 보인다. 기저핵은 자발적인 움직임, 타이밍, 움직임의 순서 계획, 불안감 및 자극에 대한 반응으로 보통 두려운 감정과 관련이 있다. 이런 구조에 염증이 생기고 공격을 받을 때, 수많은 심리적 증상이 발생하는 것이다.

기저핵의 세포가 감염되었는지, 아니면 그 공격이 정말로 자가 면역(즉, 이유 없음)인지는 불분명하다.

연구원들은 트랜스퍼 팩터 분자의 한 변형이 억제 T세포를 활성화시켜 자가 면역반응을 진정시킨다고 생각한다. 따라서 트랜스퍼 팩터가 PANDAS를 앓는 어린이의 면역체계의 균형을 맞춰주고, 자가 면역반응을 진정시켜, 증상을 감소시킬 수 있을 것이다.

만약 그 질환이 세포내 병원균에 의해 유발된다면, 트랜스퍼 팩터가 근본적인 문제를 해결하는 데 도움이 될 수 있다. 긍정적인 관점에서, 현재는 PANDAS를 앓고 있는 많은 아이들이 면역체계가 성숙해지면서 이 질환에서 벗어나게 될 것이라고 생각한다.

스페르너-운터베거(Sperner-Unterweger, 2005)는 면역체계의 건강과 정신질환 사이의 관계를 다음과 같이 요약한다.

"조현병 및 정동 장애가 있는 환자에게서 면역학적 메커니즘을 기반으로 한 치료전략을 연구했다. 또한, 일부 항정신병약과 대부분의 항우울제는 면역체계에 직접 또는 간접적인 영향을 미치는 것으로 알려져 있다. 자폐증을 치료하는 데 트랜스퍼 팩터, 펜톡시필린, 정맥내 면역글로불린, 코르티코스테로이드를 비롯한 다양한 면역치료법이 사용되었다. 면역억제제 또는 면역조절제는, 예를 들어 에이즈(AIDS)

와 낭창(SLE)과 같은 면역 또는 자가 면역질환의 신경정신성 후유증 치료로 인정받는 방법이다. 알츠하이머병의 치료적 접근법은 또한 능동/수동 면역 및 비스테로이드 항염증제(NSAIDs) 전략과 같은 면역학적 방법을 적용한다. 몸과 마음의 포괄적인 상호작용 네트워크를 고려할 때, 향후 연구는 서로 다르게 관련된 체계의 대상들을 연결시키는 접근법에 초점을 맞추어야 한다."

자폐증의 병인 및 치료와 관련하여 심신을 약화시키는 신경인식장애가 증가하는 데 있어 키드(2002)는 다음과 같이 말한다.

"자폐증 및 관련 자폐 스펙트럼 장애(ASD)는 수많은 행동, 임상 및 생화학적 이상을 보인다… 면역 치료법(펜톡시필린, 정맥내면역글로불린, 트랜스퍼 팩터 및 초유)은 몇 가지 경우에만 이점이 있다… 현재의 약은 주요 증상에는 도움이 안 되며, 부작용이 두드러질 수 있다. 개인화되어있고, 심도 있는 임상 및 실험실 평가와, 통합적인 부모-의사-과학자의 협력이 성공적인 ASD 관리의 핵심이다."

면역체계와의 연계는 확실히 자폐증의 증가율을 설명하는 데 도움이 될 것이다.

미국 자폐 협회(Autism Society of America, www.autism-society.org)에 따르면, 이 장애의 발생률은 매년 약 10~17%씩 증가하고 있다.

새크라멘토 비(Sacramento Bee, 캘리포니아 새크라멘토에서 발간하는 신문)에 실린 휘트니(Whitney, 2003)의 한 기사에 따르면, 캘리포니아 대학교 데이비스(UC-Davis)의 연구원들은 2003년에 다음과 같이 추정했다.

"…정부 자금 지원 대상자인 자폐증을 앓고 있는 어린이 명단에 하루 평균 11명의 이름이 추가되었다. 이런 서비스의 평균적인 평생 교육 비용은 어린이 한 명당 4백만 달러이다. 그 결과, 서비스를 받을 수 있는 어린이들이 증가한다는 것은 국가가 하루에 4,400만 달러의 장기적이고 재정적인 책임이 늘어난다는 것을 의미한다."

지난 몇 년간 발표된 수십 개의 연구는 자폐증과 면역의 관계를 지지한다. 특히, 생애 초기에 뇌에서 강화된 면역 활동이 관여한 것으로 본다(파르도(Pardo) 외, 2005): 근본적인 원인에 상관없이, 코흘리와 판자(Cohly and Panja, 2005)는 일부 환자에게 다음과 같은 결과가 나타난다고 주장한다.

"소량의 CD4 세포와, Th2로 향하는 Th1/Th2 부분 집합의 불균형과 함께 수반되는 T세포 극성으로 입증된 바와 같이 세포매개 면역이 손상된다."

이로 인해 자폐증이 세포내 감염이나, 궁극적으로 건강한 세포를 겨냥한 비정상적인 면역반응을 수반할 수 있다는 것을 의미하는 자가 면역질환인 것처럼 보이기 시작한다.

그녀의 유익한 책 '희망을 내딛다(Children with Starving Brains)'의 제3판에서 '자폐증의 생의학적 치료(A Medical Treatment Guide for Autism Spectrum Disorder)'를 쓴 자클린 맥캔들레스(Jaquelyn McCandless) 박사는 자폐아동의 다음과 같은 몇 가지 일반적인 면역 문제에 주목한다.

- 적은 수의 도움 T세포
- 자연 살해 세포의 기능 저하
- 억압된 T세포의 활성화에 대한 반응

이런 면역 이상의 원인으로 바이러스성 감염과 홍역-볼거리-풍진(MMR) 백신이 포함된다고 추측한다.

MMR 예방접종과 자폐증 사이에 관련이 있다면, 이를 밝힐 수 있는 완벽한 책이 있어야 할 것이고, 여기서 그 증거는 검토하지 않을 것이다.

요약하자면, 관련성은 매우 희박하다. 하지만, 백신이 소수의 아이들에게 심각한 건강상의 결과를 초래할 수 있다고 의심할 만한 타당한 이유는 있는 것 같다.

역사적으로, 백신은 일부 수혜자들의 자가 면역질환과 관련이 있었다. 1976년, H1N1 백신(돼지 독감)은 약 500건의 길랭-바레증후군(Guillain-Barré syndrome, 감염 등에 의해 몸 안의 항체가 말초신경을 파괴해 마비를 일으키는 신경계 질병)과 관련이 있었다.

이런 백신 접근법은 항체 생산과 강력한 Th2 반응을 유도하는 것에 맞춰져 있다.

이것은 신체적, 정신적으로 영향을 미칠 수 있다.

새로운 연구에 따르면, 임신한 엄마의 강화된 항체매개 면역이 일부 자폐증의 원인이 될 수 있다고 한다.

2008년, 캘리포니아 대학교 데이비스의 연구원들은 자폐아동 엄마의 면역체계에 태아 뇌세포의 단백질과 결합하는 항체가 있다고 보고했고, 임산부의 과한 항체매개 면역 활동이 자폐증으로 이어지는 태아의 뇌 발달에 영향을 미칠 가능성을 제기했다. 혹은, 태아의 뇌 단백질에 대항하는 항체가 태아의 뇌세포에 몇 가지 종류의 세포 내 감염이 있다는 것을 나타낼 수도 있다.

같은 해에 존스 홉킨스대학(Johns Hopkins)의 의사들이 캘리포니아 대학교 데이비스에서 발견한 것과 유사한 발견에 대해 보고했다. 백신이 아이의 면역체계가 아닌 엄마의 면역체계에 미치는 영향으로 자폐증의 위험에 영향을 줄 수 있다는 것이다.

임신 중 면역 기능의 균형은 자연스럽게 Th2쪽으로 기울어지는데, 이것은 아마도 강한 Th1 반응이 장기를 이식하는 경우처럼 신체가 아기를 거부하게 할 수 있기 때문일 것이다.

엄마의 면역체계가 이미 Th2쪽으로 너무 기울어져 있다면, 그건 아마도 오래 가는 아동 예방 접종의 영향이나, 자가 면역질환의 존재 때문일 텐데, 이로 인해 문제가 생길 수 있고 태아 뇌 세포의 단백질에서 생성되는 자가 항체를 설명할 수도 있을지도 모른다.

실제로, 자가 면역질환은 자폐증 아동의 엄마에게서 30% 이상 발생한다. Th1과 Th2를 모두 포함한 면역체계의 기능 장애는 우울증과 같은 정신질환과도 관련이 있다.

랑가 크리슈난(Ranga Krishnan)과 듀크 대학병원(Duke University Medical Center)의 동료들(수아레즈(Suarez) 외, 2003)은 건강한 젊은 남성에게서 채취한 혈액 샘플에서 우울증과 전염증성 사이토카인 지표를 측정했다. 심지어 적당한 수준의 우울증을 겪는 사람들조차도, 염증 전 면역 지표의 수치가 높았다.

우울증은 심혈관 질환과 관련이 있다. 크리슈난과 동료들은 우울증과 심혈관 질환 사이의 관계를 류머티스성 관절염과 건선 같은 자가 면역질환과 관련이 있는 종양 괴사 인자(TNF)를 수반하는 높은 수준의 Th1 전염증성 사이토카인으로 완화시킬 수 있다고 주장한다.

우울증과 염증이 관련이 있다면, 관계의 방향은 양방향으로 진행될 수 있다. 즉, 감염과 관련이 있을 수 있는 전염증성 사이토카인이 부정적인 감정 변화도 유발한다는 것이다.

우울증을 비롯한 감정적 변화는 전염증성 사이토카인의 수치를 증가시킨다. 양극성 우울증은 면역 건강과 관련된 또 다른 질환이다. 양극성 우울증은 종종 재발하는 바이러스성 발병을 연상케 한다. 조울증과 면역체계의 관련 가능성은 강력한 항바이러스성 효과와 면역조절 효과가 있는 이 질환의 가장 효과적인 치료법 중 하나인 리튬이 관찰되어 더 강화된다.

암스테르담(Amsterdam 외, 1990) 및 리바코프스키(2000)는 리튬이 조울 증상을 줄여주고, 감염된 조울증 환자에서 헤르페스 발병 빈도도 감소시킨다고 보고했다.

요약하자면, 면역 활동은 심리적 행복과 관련이 있고, 가벼운 질병도 일시적으로 우울증과 불안을 증가시킬 수 있다.

만성 질환은 종종 우리에게 영향을 미치는 만성적인 문제를 야기한다. 면역기능 장애는 자폐증에 한 몫을 하지만, 어떤 역할을 하는지는 여전히 불분명하다.

그것은 엄마의 Th2 과다면역성 또는 태아 뇌세포의 세포내 감염과 관련이 있을 수 있다. Th1 과다활동으로 인한 염증은 우울증과 관련이 있으며, 우울증과 심혈관 질환의 연관성을 설명할 수도 있다. 항우울제 같은 심리치료제의 몇 가지 이점은 면역체계의 Th1과 Th2 활동에 미치는 영향에 있을 수 있다.

06
건강한 면역체계는
약물보다 더 많은 것이 필요하다
- 햇빛과 비타민 D를 예로 들어

면역체계를 건강하게 유지하는 것은 활동적인 과정이다. 운동, 보충제, 그리고 몇 가지 약이 도움이 될 수 있지만, 면역체계를 건강하게 유지하기 위해 충족되어야 하는 몇 가지 매우 기본적인 욕구가 있다. 그런 기본적인 욕구 중 하나는 햇빛에 노출되는 것이다. 신체 대부분의 세포에는 비타민D를 위한 수용체가 있다.

당연히 이 비타민은 건강에 몇 가지 중요한 역할을 한다. 그것은 뼈에 칼슘을 공급해주고, 건강한 세포가 암으로 변할 가능성을 감소시키는 것이다.

비타민D는 면역체계의 기능에도 다양한 역할을 한다. 몇몇 사람들은 비타민D 결핍이 다발성 경화증(MS) 및 암 발병 같은 자가 면역 질환의 근본인 병리 생리학에 기여한다고 추측한다. 또 다른 사람들은 이 문제가 매우 높은 수준의 비타민D와 관련이 있다고 생각한다.

햇빛은 비타민D 생산의 중심이다. 비타민은 태양에서 나오는 자

외선 양자에 대한 반응으로 피부에 의해 생성된다. 연구원들은 우리 몸에 필요한 비타민D의 90%가 햇빛에 노출되어 생성된다고 추정한다.

호주 연구원들은 흰 피부의 호주인이 충분한 양의 비타민을 생성하기 위해서는 피부의 15%를 노출한 채로 일주일에 3~4번, 2~14분 정도 한낮의 태양에 노출되어야 한다고 추정한다(사마넥(Samanek) 외, 2006).

피부색이 어두운 사람들은 더 오래 노출되어야 한다. 햇빛에 너무 적게 노출되면 비타민D 생성이 감소하기 때문에 MS 발병의 위험 요인이 될 수 있다. 쌍둥이 중 한 명은 MS를 앓고 있고 다른 한 명은 그렇지 않은 경우, 햇빛에 더 많이 노출된 사람이 그 장애가 발전할 가능성이 더 적다.

햇빛 노출은 비타민D 생성을 넘어 면역체계의 건강에도 대단히 중요하다. 건강한 사람이 햇빛이나 광범위한 빛에 노출되면 면역체계가 활성화되고 백혈구의 수도 증가한다.

햇빛과 비타민D 보충제는 기분을 좋게 해주고 우울증을 완화시켜주기도 한다. 매일 아침 1시간 30분 동안 1만 럭스의 광범위한 빛에 노출되는 것이 계절성 우울증을 완화시켜주는 것으로 밝혀졌다.

간단히 말해서, 우리는 주야에 언제든지 활동하는 법을 배웠고, 면역체계의 건강을 증진시킬 수 있는 보충제와 약물을 개발해왔음에도 불구하고, 햇빛에 노출되는 것이 단일 세포에서 시작한 우리의 기본적인 생리학적 건강의 핵심으로 남아 있다는 것이다.

모유수유 및 어린 시절의 건강
- 면역체계 관련성

초유와 그 이후의 일반적인 모유에 중요한 면역 정보가 있다는 사실을 고려해보면, 모유수유, 구체적으로 모유수유 결핍과 어린 시절 질환의 연관성에 대해 의문이 제기되었다는 것을 독자들이 알게 되는 것은 놀랄 일이 아닐 것이다.

미국 공공보건 학회지(American Journal of Public Health)에 실린 모유수유와 공중 보건에 관한 문헌에 대해 오하이오 대학(Ohio University)의 재클린 울프(Jacqueline Wolf) 박사가 흥미로운 검토를 했다. 그는 건강을 증진시킨다는 점에서 모유수유가 유아용 유동식보다 아이들에게 훨씬 더 좋다는 설득력 있는 주장을 한다(울프, 2003).

"…6개월 동안 완전 모유수유를 하고, 그 후에 장기적으로 모유수유를 하는 것이 어린이와 엄마의 건강을 유지하는 비결이라는 것이 현대 연구를 통해 입증되었다. 장기간 모유수유를 하면 설사, 이염, 폐렴, 뇌수막염 등 아동의 급성 질환 발병률이 줄어들 뿐만 아니라, 영아돌연사 증후군(SIDS), 비만, 소아 백혈병, 천식, IQ 저하 등 만성 질병과 발병률도 줄어들 수 있다. 그리고 장기간 모유수유를 한 여성의 유방암 발생률도 현저히 낮아질 수 있다."

그녀는 우리 문화에서 이 문제를 다룬 것이 이번이 처음이 아니라는 것을 독자들에게 상기시킨다.

울프 박사에 따르면, 20세기 초에 공중 보건 공무원들이 다음과 같은 표지를 붙였다고 한다.

"우리는 유아 사망을 줄이기 위해서 모유수유를 더 많이 해야 합니다. 신의 계획을 능가할 수는 없습니다. 아이를 위해서라도 모유수유를 하십시오!"

미드 존슨(Mead Johnson) 영양사가 만든 엔파밀(Enfamil) 웹사이트에서는 유아용 유동식과 실제 모유의 차이를 상세히 설명한다.

그 회사는 수 년 동안 모유수유의 중요한 개선사항을 열거하고 있다(다음 페이지 참조). 아직도 과학으로 모유의 주요 성분을 규명하기 위해 일하고 있는 것을 생각해보면, 모유에는 여전히 주요 성분이 없다는 것은 의심의 여지가 없다.

2005년, 미드 존슨은 그들이 모유에 있는 수준까지 식이 콜린 수치를 증가시킨 최초의 유아용 유동식 제작자라고 발표했다. 이것은 아마도 아이들에게 좋은 소식일 것이다. 무엇보다도 콜린은 학습, 기억, 집중에서 중요한 역할을 하는 뇌 화학 물질인 아세틸콜린의 전구체이다.

최적 표준에 접근하기 : 모유

1980년대와 90년대에는 엔파밀이 모유에 더 가까워 질만큼의 큰 진보가 있었다.

- 1981년, 단백질 함량이 소젖과는 덜 비슷하고, 모유와는 더 비슷하게 조정되어 카세인 비율이 모유처럼 60:40이 되었다.
- 1992년, 지방 혼합물은 모유에 훨씬 더 가깝게 새로 만들어졌다.
- 1996년, 유리 뉴클레오티드(DNA와 RNA의 구성 요소)가 모유에 있는 수준만큼 첨가되었다.
- 2002년, 리필(LIPIL)이 함유된 철과 DHA와 ARA를 혼합한 엔파밀에는 모유에서 발견되는 뇌와 눈의 발달을 돕는 중요한 영양소가 있다.
- 2003년 중반까지, 리필은 대부분의 엔파밀 공식 상표(Enfamil Family of Formulas™)에 추가되었다." (From www.enfamil.com)

몇 년 전, 필자는 듀크 대학 병원의 스콧 스워츠웰더(Scott Swartzwelder)와 함께 임신한 쥐의 식단에 여분의 콜린을 첨가해 콜린이 쥐의 새끼의 뇌 기능에 미치는 영향을 측정했다(리(Li) 외, 2004). 임신 중 여분의 콜린을 먹은 쥐의 새끼는 인생 후년에 또래들보다 미로 작업을 더 빨리 학습한다고 알려져 있다.

이 연구를 통해, 고 콜린 산모 자신의 해마에 있는 기억 관련 뇌 회로에 있는 세포들이 더 크고, 더 잘 기능한다는 사실을 관찰했다.

이것은 왜 고 콜린 산모의 자손이 빨리 학습하는지를 설명할 수 있고, 그들이 건강하게 성장하기 위해 인생 초기에 적절한 영양분이 중요하다는 것을 강조하는 이유도 설명할 수 있다.

노스캐롤라이나 대학교 채플힐(UNC Chapel Hill)의 스티븐 지젤

(Steve Zeisel) 같은 몇 명의 연구원이 수행한 그 프로젝트는(검토는 지젤, 2004) 이후의 성장을 위해 조기에 콜린 영양소에 노출되는 것의 중요성을 강조한다.

모유는 콜린 및 많은 다른 중요한 영양소의 풍부한 공급원이다. 언젠가는 모유보다 유아용 유동식이 더 나아질 수도 있겠지만, 시간이 좀 걸릴 것 같다. 이것은 유아용 유동식 제조자들의 노력이 부족해서가 아니다. 문제는 우리가 영양의 측면에서, 아이의 인생 초기에 정말로 필요한 것이 무엇인지 거의 알지 못한다는 것이다.

이런 문제 중 몇 가지는 아직 해결되지 않았기 때문에, 모유가 유아용 유동식보다 더 완전한 상태를 유지하고 있다는 분명한 이유가 되는 것이다.

공익과학센터(Center for Science in the Public Interest, CSPI)는 유아용 유동식 생산의 감독에 대해 냉정하게 비판한다.

미국식품의약국(FDA)이 제품 내용물, 제품 라벨, 품질 관리 및 기타 문제를 어떻게 규제하는지에 대한 검토에서, CSPI는 유아용 유동식에 관하여 다음과 같이 설명한다(헬러(Heller) 외, 2003).

"1980년의 유아용 유동식 조제법(Infant Formula Act)은 유아용 유동식의 특정 영양소의 최소 및 최대 수준을 설정했다. FDA는 그 목록을 수정할 수 있다. 이 기관은 유아용 유동식의 품질 관리 요건을 수립할 권한이 있으며, 제품 회수에 대한 감독을 해야 한다.

1996년 7월 9일, FDA는 현행 모범 제조관행 및 감사 요건 수립, 품질 요소에 대한 요건 수립, 품질 관리절차, 통보와 기록 및 보고요건 개정에 대해 제안된 규칙을 발표했다.

거의 7년 후, FDA는 새로운 정보를 얻기 위해 논평 기간을 다시 열었다. 이 규칙 제정이 계류 중인 동안, 테네시 병원(Tennessee Hospital)에서 10명의 유아에게 사카자키(E. Sakazaki, 장내 세균의 일종으로 영아 및 유아의 조제분유를 통해 전염되는 균)가 발생했고, 그들 중 한 명이 사망했다."

울프 박사가 이 절의 최종적 발언을 하도록 하는 것이 적절해 보인다(울프, 2004).

"아기에게 무언가를 먹이는 것은 위험 부담이 없는 모험이어야 하며, 이것이 바로 미국의 유아용 유동식에 대한 성향이 매우 문제가 되는 이유이다. 우리는 이 국제적인 공중 보건 문제를 해결해야 한다. 하지만, 유아에게 우유를 먹이는 것을 제한하는 것은 해결책이 되지 않는다."

요약

건강한 면역체계는 모든 종류의 질병을 예방하고 극복하는 데 중요하다.

바이러스나 박테리아 같은 병원균에 노출되면, 빠르고 건강한 면역반응은 아픈 날수를 최소화해주고, 잠재적으로 삶과 죽음간의 차이를 만들 수 있다.

면역체계를 최고로 건강하게 만들기 위해 우리가 할 수 있는 일을 하면, 병에 걸리거나 그 병이 퍼질 가능성을 최소화할 수 있다. 면역체계의 건강은 개인의 삶의 전반적인 질에 큰 영향을 미친다. 이것은 병든 사람들에게는 명백하지만, 그렇지 않은 사람들에게는 그렇게 명백하진 않다.

연구는 예방 접종 후에 일어나는 변화 같은 면역체계 활동의 미묘한 변화조차도, 뇌 활동에 영향을 주는 사이토카인을 통해 우리의 정서적 행복에 직접적으로 영향을 미칠 수 있다는 점을 강력히 시사한다.

기본적인 면역체계의 기능과, 면역체계를 건강하게 유지하는 것의 중요성에 대한 배경 자료를 갖춘 우리는 이제 트랜스퍼 팩터라고 불리는 매혹적인 형태의 면역 전달자로 관심을 돌릴 것이다.

앞으로 살펴보겠지만, 트랜스퍼 팩터는 면역체계의 건강과 기능에 직접적인 영향을 미칠 수 있고, 21세기의 전염병 및 기타 면역질환들을 치료하고 예방하는 데 엄청난 잠재력이 있을 수 있다.

"면역성이 없는 백혈구를 가진 인구가 유도 인자로 배양되면,
그들은 특정 항원에 반응하는 능력을 얻게 된다…
면역성이 있는 백혈구를 가진 인구가 억제 인자로 배양되면,
특정 항원에 대한 반응이 차단된다."

로렌스와 Borkowsky(보르코브스키), 1996

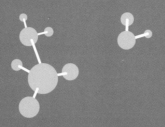

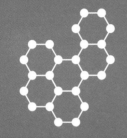

제**3**장

트랜스퍼 팩터

무엇이고

어떻게

작동하는가?

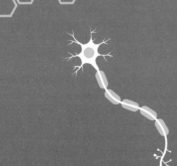

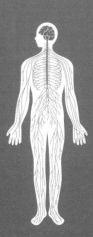

트랜스퍼 팩터(면역 전달인자)는 면역결핍, 종양 형성, 알레르기, 자가 면역질환 뿐만 아니라 바이러스, 기생충, 곰팡이 감염을 치료하는 데 지난 25년간 성공적으로 사용되었다. 게다가 몇 가지 관찰에 따르면, 감염 전에 면역력을 전달해 예방에도 활용될 수 있다고 한다.

따라서 신종플루 바이러스의 특정 트랜스퍼 팩터는 신속히 만들어져 감염환자를 치료하는 것뿐만 아니라, 예방하는 데도 사용될 수 있다. (지안카를로 피자 외, 2006)

신체는 박테리아, 바이러스, 그리고 다른 병원균에게 유리한 환경을 제공한다. 어떤 것은 건강한 면역 체계만으로 물리칠 수 있는 반면, 다른 것은 약이나 식단 수정 등의 외부적인 형태의 치료를 해야 한다.

다행히도, 지난 세기에 질병 치료와 예방에 있어서 몇 가지 중요한 발전이 있었다. 1920년대에 발견된 항생제는 박테리아 감염에 대한 생명의 은인임이 증명되었다. 백신은 20세기에 질병 예방을 위해 널리 사용되었다.

박테리아 감염을 치료하기 위한 항생제와, 박테리아와 바이러스 감염을 예방하기 위한 백신이 명백하게 성공해 1940년대 후반에 있었던 세 번째 발전인 트랜스퍼 팩터 발견의 중요성이 무색해졌다.

이 장에서는 트랜스퍼 팩터의 발견 및 그 구조와 기능에 대해 알려진 내용을 살펴볼 것이다.

우리는 그들의 발견 및 약과 공중 보건에 대한 잠재적인 중요성을 설명하기 위해서 항생제의 발견과 백신의 개발을 검토하는 것으로 시작할 것이다.

곧 알게 되겠지만, 트랜스퍼 팩터는 이런 접근법이 남긴 질병 치료와 예방의 차이를 메우는 데 도움이 될 수 있다.

01
20세기 항생제의
발견과 백신의 통치

1928년, 런던(London)의 한 실험실에서 알렉산더 플레밍은 페니실륨으로 알려진 일반적인 곰팡이가 페트리 접시의 박테리아를 죽일 수 있다는 것을 발견했다. 그가 페니실륨이 박테리아를 죽이는 특성을 처음 발견한 것은 아니었지만, 플레밍 박사를 비롯한 세계의 다른 어느 곳에서도 1896년 프랑스 의대생이 이를 처음으로 발견했다는 사실을 알지 못했다. 어느 모로 보나, 플레밍 박사는 항생제를 발견하려는 의도가 없었다.

그는 얼마간의 시간이 지난 후 연구실로 돌아왔고, 그가 배양하고 있던 박테리아가 그의 샘플을 오염시킨 성가신 곰팡이 주변의 좁은 구역에서는 자라지 않았다는 사실을 발견했다. 플레밍 박사는 이 곰팡이의 성분을 항균성으로 확인하고, 그것을 '페니실린(penicillin)'이라고 명명했다.

1930년대 후반에, 연구원들이 페니실린의 완전한 잠재력을 깨달고, 플레밍 박사의 발견을 질병에 대한 대량생산이 가능한 치료법으로 바꾸는 방법을 알아내는 데 10년 이상이 걸렸을 것이다.

1940년대와 50년대에 항생제를 광범위하게 사용하기 시작했고, 따라서 감염과 전염성 박테리아로 인한 사망률이 감소하는 시대가 열렸다.

수세기 전에 발견된 백신도 이와 마찬가지로, 20세기 중반 질병의 확산에 극적인 영향을 미쳤다. 항생제가 박테리아 감염을 꾸준히 없애버리는 동안, 전염병의 확산을 막기 위한 백신이 빠른 속도로 개발되었다.

1900년대 이전에 6개의 백신이 무기고에 있었다. 1970년까지, 결핵(1927), 티푸스(1937), 독감(1945), 소아마비(1952), 홍역(1963), 유행성이하선염(1967), 풍진(1970) 등에 대한 백신을 비롯한 14개 이상의 성공도가 추가되었다.

그러니까 20세기는 의학계에서 정말 기적적인 발전의 시대였던 것이다.

02
21세기 트랜스퍼 팩터의 발견 및 의학 개편의 잠재력

1949년, 독일(Germany)에서 개발된 설파(Sulfa) 항생제와 더불어 백신의 효능이 명백해지고, 페니실린이 경이로운 약으로 명성을 얻고 있는 시기에 헨리 셔우드 로렌스라는 결핵 연구원이 질병 치료와 예방에 있어 또 다른 중요한 발견을 했다.

그는 결핵(TB)에 노출된 환자의 백혈구를 순환시켜 세포내 액을 추출했다. 그리고 나서 그는 이 세포들의 성분을 결핵에 노출되지 않은 환자에게 주입했다.

그는 지연 과민증으로 알려진 면역반응 검사로, 결핵에 노출되지 않은 환자의 면역체계가 이제는 결핵을 인지해 마치 이미 싸워본 것처럼 반응한다는 사실을 입증했다. 즉, 백혈구 추출물을 통해 결핵에 대한 면역이 한 사람에게서 다른 사람에게로 어떻게든 전달된 것이다.

로렌스 박사는 백혈구에서 액을 추출한 다음 큰 입자(투석)를 제거하기 위해 여과했기 때문에, 숙주에서 나온 백혈구의 성분을 투석 가능 백혈구 추출물이라고 칭했다.

그 후 몇 년 동안, 로렌스 박사는 투석 가능 백혈구 추출물의 미스터리한 성분을 '트랜스퍼 팩터'라고 부르기 시작했다. 이 성분이 어떻게든 면역을 한 환자에서 다른 환자로 전달했기 때문이다. 로렌스 박사는 이미 면역학 분야의 노련한 연구원이었다.

그가 이것을 처음 발견했을 때의 그 흥분은 과학에서의 또 다른 '유레카!'적인 순간과 비슷한 경험이었을 것이다.

이후 수십 년 동안의 연구는, 로렌스 박사가 트랜스퍼 팩터라 칭하는 분자의 정보가 면역체계에 몇 가지 다른 일을 하도록 지시할 수 있고, 따라서 다른 경로로 면역성을 전달할 수 있으며, 엄밀히 말하자면 일반적인 크기로 세 가지가 있을 수 있다는 점을 시사한다. 그러니까, 한 가지 인자가 아니라 면역 전달과 관련된 다양한 인자가 있는 것으로 보인다는 뜻이다. 이런 이유로, 복수형의 트랜스퍼 팩터가 이 책 전반에 걸쳐 사용된다.

03

트랜스퍼 팩터는
어디에서 비롯되고,
왜 만들어지며,
어떻게 작용하는가?

트랜스퍼 팩터는 비교적 짧은 아미노산의 사슬이며 RNA라고 여겨진다.

이들의 정확한 길이와 구성은 확실하게 알려지지 않았지만, 초유와 달걀노른자에서 트랜스퍼 팩터를 추출하는 특허를 보유한 연구원들은 그 길이를 어림잡아 45개의 아미노산을 세 부분으로 나눈 것으로 추정한다(헤넨과 리손비(Lisonbee), 2002).

한 부분은 병원균과 결합하고, 또 다른 한 부분은 T세포와 결합하며, 나머지 한 부분은 처음 두 부분 사이의 연결 부위이다.

RNA에 의해 수행되는 역할이 있다면, 이는 연구되지 않은 채로 남아 있지만, 그것은 T세포의 유전자 발현에 영향을 미칠 수 있고, 이는 트랜스퍼 팩터 치료로 인한 사이토카인의 방출과 자연 살해 세포 수준의 변화로 이어진다.

트랜스퍼 팩터는 CD4+ 세포라고도 알려진 도움 T세포 내에서 만들어진다고 본다. 그런 세포들은 그들의 표면에 특정 항원이 결합할 수 있는 특별한 수용체가 있다. 따라서 항원을 나타내는 병원균에 완전한 면역 반응이 되는 일련의 사건이 발생하는 것이다.

각각의 도움 T세포는 그들이 결합하는 동일한 항원에 결합할 수 있는 트랜스퍼 팩터를 방출한다고 여겨진다.

트랜스퍼 팩터는 도움 T세포에 존재하는 항원 수용체의 자유롭게 떠다니는 복사체일 수 있지만, 아직 알려진 것은 없다(커크패트릭과 로조, 1995).

도움 T세포는 트랜스퍼 팩터 분자의 어떤 한 부분에 특별한 결합 부위가 있다고 여겨진다.

2000년, 찰스 커크패트릭 박사와 그의 동료들은 트랜스퍼 팩터에서 보존된 아미노산 서열을 확인했다. 이는 각각의 아미노산을 병원균에 따라 달라지게 만드는 것이 무엇이든지 간에 모든 전달인자가 이 특정 가닥의 아미노산 플러스를 함유하고 있는 것처럼 보인다는 것을 의미했다.

다음으로, 그들이 완전한 트랜스퍼 팩터 분자를 받은 쥐에 이 보존된 서열을 투여하자 완전한 트랜스퍼 팩터의 효과가 차단되었다는 사실을 입증했다. 이 발견은 신경전달물질 형태의 일부 약물을 투여하자 신경전달물질이 뇌에 있는 그들의 표적 수용체를 활성화시키는 것이 차단된 방식과 유사하다.

커크패트릭은 이 보존된 서열이 T세포의 수용체와 결합하는 트랜스퍼 팩터 분자의 일부를 나타낸다고 생각한다. 일단 결합하면, 그 분자의 나머지 부분이 곧장 작용하기 시작해 항원을 T세포막의 정확한 결합 부위에 배치시킬 수 있다.

오직 보존된 서열만 투여되면, 항원에 결합해 그것을 나타내는 완전한 트랜스퍼 팩터의 능력을 차단하여 완전한 트랜스퍼 팩터의 효과가 차단된다.

Th1 도움 T세포가 세포내 감염과 싸우는 면역 반응을 지시하는 반면, 세포독성 T세포는 감염된 자기 세포를 찾아 파괴하는 역할을 한다. 도움 T세포처럼, 세포독성 T세포의 세포막에도 관심 항원에 대한 수용체가 있다.

트랜스퍼 팩터가 도움 T세포의 항원 결합을 용이하게 하는 것 같이 보이는 것처럼, 그들은 또한 항원이 세포독성 T세포에 결합하는 것을 용이하게 하는 것도 가능하다. 그래서 세포독성 T세포가 감염된 자기 세포를 식별하고 파괴하는 것을 돕는 데 중요한 역할을 할 수 있다.

위의 시나리오가 정확하다면, 트랜스퍼 팩터는 항체처럼 몇 가지 방식으로 작용하며, 둘 다 특정 항원에 결합하고 파괴하기 위한 항원 함유물질을 표시한다. 항체는 자유롭게 떠다니는 바이러스와 박테리아에 표시를 하는 반면, 트랜스퍼 팩터는 바이러스와 박테리아로 감염된 자기 세포에 표시를 한다.

트랜스퍼 팩터는 면역체계 효소와도 약간 비슷한 기능을 해 T세포와 감염된 세포를 하나로 뭉친다.

트랜스퍼 팩터는 Th1 관련 면역세포가 사이토카인을 방출하도록 자극해 면역기능의 주요한 면에 영향을 줄 수 있고, 후속의 면역 활동에도 영향을 미칠 수 있다.

커크패트릭의 연구에 따르면 이것은 사실이다.

그와 그의 동료들은, 사람에게 트랜스퍼 팩터를 입으로 투약한 후 다양한 사이토카인 수치를 측정했다. 그러자 사이토카인 중 감마-인터페론(INFγ) 수치만 증가했다. 이게 왜 흥미로운가?

INFγ는 유형1 도움 T세포(Th1)와 세포독성 T세포 및 자연 살해 세포에 의해서만 생성되기 때문에, Th1 반응 경로 활성화에 대한 트랜스퍼 팩터의 특이성을 나타낸 것이기 때문이다.

INFγ는 중요하고 강력한 사이토카인이다. 그것은 바이러스를 차단하고 암세포를 죽일 수 있다.

그것은 또한 어린 백혈구를 Th1 세포로 변이시킬 수 있는데, 이것은 트랜스퍼 팩터가 Th1 면역 전투를 위해 새로운 세포들을 모집시키는 방법에 대해 부분적으로 설명할 수 있을 것이다.

C형 간염 같은 특정한 질병 상태를 치료하는 데 합성 INFγ를 사용하지만 부작용이 있고, 합성 INFγ와 사람이 만든 INFγ에는 미묘한 차이가 있어 이상적이지 않다.

트랜스퍼 팩터에 의해 유발된 INFγ 생성이 INFγ의 합성 원료를 대체하기에 충분한지는 현재까지 알려지지 않았다.

04
트랜스퍼 팩터로
전달된 면역

현재 흔히 복수형으로 사용되는 트랜스퍼 팩터는 이전에나 현재 감염된 환자에서 그렇지 않은 환자에게로 세포매개 면역을 전달하는 능력 때문에 그렇게 명명되었다.

이것은 일반적으로 아주 작은 구멍을 통해 피부에 소량의 병원균 또는 그 일부를 넣는 지연 과민증 검사로 입증된다.

어떤 사람이 이미 그 병원균에 노출되었고 면역체계가 제대로 작동한다면, 대식세포는 병원균을 삼키고, 병원균과 관련된 항원을 도움 T세포와 세포독성 T세포에 제시한다.

그런 다음 이 세포들은 Th1 면역반응의 추가적인 요소를 조정하기 위해 사이토카인을 방출한다.

이 세포매개 면역 반응과 관련된 홍조와 붓기는 접촉 부위에서 24~72시간 이내에 관찰될 수 있어서 '지연 과민증'이라는 명칭이 붙는다. 어떤 사람이 병원균에 노출되지 않았다면, 초기에 홍조와 붓기가 약간 발생할 순 있지만, 지연 반응은 보이지 않는다.

지연 과민증의 실제 사례는, 몇 시간이나 며칠에 걸쳐 가려움과 자극이 독소로 발전하는 덩굴 옻나무에 노출되는 것이다.

이전에 노출된 숙주(병원균에 대한 지연 과민증이 나타나는 사람)의 트랜스퍼 팩터를 받은 노출되지 않은 사람(병원균에 대한 지연 과민증이 나타나지 않는 사람)은 나중에 병원균에 대한 지연 과민증이 나타날 것이다. 즉, 트랜스퍼 팩터는 노출된 숙주에서 노출되지 않은 숙주로 어떻게든 세포매개 면역을 전달한다.

그렇게 하려면, 트랜스퍼 팩터가 병원균에 노출되지 않은 사람의 면역체계를 어떻게든 교육해야 하고, 그런 다음 병원균이 일단 몸에 들어오면, 그 병원균에 반응할 수 있는 T세포와 다른 면역세포의 생성을 자극해야 한다.

실용적인 관점에서 보면, 트랜스퍼 팩터를 구성하는 작은 분자는 이전의 면역 전투에 대한 기억을 갖고 있고, 그 코드가 사람에서 사람에게 전달될 수 있어, 균에 노출되지 않은 사람들이 면역력을 힘들게 발전시켜야 하는 번거로움을 덜어준다.

로렌스 박사가 처음으로 관찰한 결핵에 면역이 전달되는 것과 관련된 이론적인 예를 살펴보도록 하자. 두 명의 환자를 살펴보겠다.

한 환자는 이미 결핵을 일으키는 마이코박테리아인 결핵균과 소결핵균 중 하나 또는 둘 다에 노출되었고, 다른 환자는 노출되지 않았다. 따라서 노출된 환자의 도움 T세포에는 이미 마이코박테리아와 관련된 항원에 특정한 전달인자가 있다.

노출되지 않은 사람의 도움 T세포는 그런 트랜스퍼 팩터를 만들어내지 못했다. 일단 노출된 사람의 도움 T세포의 세포내 액에서 트랜스퍼 팩터를 추출하면, 트랜스퍼 팩터가 있는 투석 가능 백혈구 추출물을 노출되지 않은 사람에게 투여할 수 있다.

투석 가능 백혈구 추출물의 트랜스퍼 팩터에는 결핵균이 몸에 들어올 때, 그 결핵균에 빠르고 공격적으로 반응하기 위해 균에 노출되지 않은 숙주의 면역체계에 필요한 모든 정보가 있다. 이런 식으로, 노출되지 않은 사람은 트랜스퍼 팩터 덕분에 애초에 마이코박테리아에 노출되지 않아도 결핵에 면역이 될 수 있는 것이다.

면역이 전달되었다는 증거는 트랜스퍼 팩터를 받은 사람들의 결핵의 지연 과민증 양성 검사에서 볼 수 있다.

05

트랜스퍼 팩터는
백신과 어떻게 다른가?

트랜스퍼 팩터와 백신 모두 전염병 예방접종에 사용될 수 있다. 신체가 면역되도록 돕는 과정에서 트랜스퍼 팩터와 백신의 차이점이 있다. 전트랜스퍼 팩터는 직접적으로 세포매개 면역을 전달하고, 병원균이 신체에 침투할 경우 Th1 매개 면역반응을 이용하여 병원균을 빠르게 공격하고 파괴할 수 있도록 숙주를 준비시킨다.

그들은 나중에 사용할 정보를 면역체계에 제공하고, 투여될 때 대규모의 면역반응을 일으키지 않는다(물론 대상 병원균이 신체에 없는 경우).

예방접종으로 생긴 면역은 다른 과정을 거친다. 병원균의 일부, 때로는 전체 병원균의 비 활성화된 형태가 균에 노출되지 않은 숙주에 주입된다. 이 과정은 백신의 항원에 대한 항체를 생성하도록 B세포를 자극한다. 실제로 바이러스나 박테리아가 신체로 들어오면, 기억 B세포가 남아 빠르게 항체를 만들 수 있다.

백신에 대한 이야기는 보통 여기서 끝나지만, 아마 백신 접종 과정은 적어도 살아있는 병원균이 사용되는 경우나, 여전히 숙주 세포에 침투할 수 있는 비 활성화된 병원균인 경우에는 때로 병원균 특정 전달인자를 생성하도록 도움 T세포를 유발시킨다는 점을 지적하는 것이 중요하다. (숙주세포가 세포막에 병원균과 관련된 항원을 표시하면, 이에 대한 결과로 트랜스퍼 팩터가 생성될 가능성이 있다.)

대부분의 백신이 항체매개 면역을 우선적으로 활성화하려는 경향이 있지만, 백신의 효능은 항체매개 및 세포매개 면역을 유발하는 능력에 달려있을 수 있다.

보충 전달인자는 세포매개 면역을 야기하는 초기 면역반응이 필요하지 않다. 그들은 환자의 면역체계를 마치 전에 겪어본 것처럼 반응하도록 준비시킨다. 트랜스퍼 팩터가 B세포에 의한 특정 항체 성장을 유도하는지는 알려지지 않았지만, 가능성이 없어 보인다.

트랜스퍼 팩터와 백신은 또한 매우 실질적인 면에서 차이가 있다. 트랜스퍼 팩터는 소나 닭을 관심 병원균에 노출시키거나, 소의 초유나 달걀노른자에서 트랜스퍼 팩터를 추출하거나, 병원균과 관련된 항원 특정 전달인자를 분리하는 실험실 기법을 사용하여 빠르게 만들어질 수 있다(커크패트릭과 로조, 1995).

독감 바이러스의 새로운 H5N1 변종이나 H1N1 변종과 같은 새로운 형태의 병원균에 대한 트랜스퍼 팩터는 몇 주 만에 만들어져 퍼질 수 있다.

백신과 달리, 트랜스퍼 팩터는 우편으로 보내지거나 입으로 복용할 수 있다. 그들은 또한 믿을 수 없을 정도로 안전해 보인다. 대조적으로, 백신은 만들기가 어렵고 느리며, 수혜자에게 끔찍한 결과를 가져올 수도 있다. 또한, 일부는 흡입할 수 있지만 대부분은 주입되어야 한다.

독감 백신을 예로 들어 백신 과정을 살펴보도록 하자. 독감 백신은 주입과 흡입이 가능한 두 가지 유형이 있다.

매년, 전 세계의 연구원들은 바이러스의 세 변종 중 어떤 것이 가장 잘 퍼질지 확인하기 위해 모인다.

독감 백신은 수정란에 바이러스를 주입하고, 그 후 11일 동안 그 바이러스를 복제하게 함으로써 만들어진다. 백신 생성은 너무 느려서 독감 계절이 오기 6~9개월 전에 시작해야 한다. 그렇기 때문에 백신 제조자들이 완벽한 계획을 세우는 것이 어렵고, 근본적으로 새로운 변종을 위한 백신을 만드는 것이 불가능해진다.

트랜스퍼 팩터는 빠르게 만들 수 있기 때문에 신종플루와 싸우는 데 이상적일 수 있다.

이탈리아 연구원인 지안카를로 피자와 동료(2006)에 따르면,

"조류 독감… 전국적인 유행병의 위협이 제기되었다. 이런 전국적인 유행병이 발생하는 것은 단지 시간문제라는 것이 일치된 의견이다. 효과적인 백신이 없거나, 유행병이 퍼지기 전에 만들 수 없기 때문에 이것은 큰 문제이다. 우리는 감염된 환자를 치료하는 것뿐만 아니라, 감염을 예방하기 위한 세포매개 면역을 사용할 것을 주장한다. 트랜스퍼 팩터… 면역결핍증, 종양 형성, 알레르기, 자가 면역질환뿐만 아니라 바이러스, 기생충, 진균 감염을 치료하는 데 지난 25년 동안 성공적으로 사용되었다. 게다가, 감염 전에 면역을 전달해 예방에 활용될 수 있다는 몇 가지 사실이 관찰되었다…

따라서 독감 바이러스의 특정 전달인자를 신속히 만들어 감염환자를 치료하는 것뿐만 아니라 예방하는 데에도 사용할 수 있다.”

1장에서 논의했듯이, 독감 바이러스는 많은 항원변이를 보인다. 시간이 흐르면서, 바이러스는 변이되고 항원도 변한다. 이런 항원변이 때문에, 최소한 아직까지는 모든 독감 바이러스로부터 누군가를 면역시킬 방법이 없으며, 새로운 백신은 매 독감 계절 전에 만들어져야 한다. 그 과정에서 종종 백신의 효능이 떨어진다.

실제로 2009년 초 미국질병통제예방센터는 널리 알려진 독감 백신인 타미플루가 계절성 독감 바이러스에 어떤 영향도 끼치지 않는다는 사실을 발표했다. 트랜스퍼 팩터는 높은 수준의 항원변이를 보이는 바이러스에 특히 유용할 수 있다.

트랜스퍼 팩터와 백신의 주요한 차이는 안전성에 있다. 백신의 부작용은 비교적 드물지만, 상당히 심각할 수 있다.

미국질병통제예방센터에 따르면, 흡입 가능한 독감 백신인 타미플루는 특히 아이들에게 신경과민과 섬망(혼돈)을 비롯한 신경정신병적인 부작용을 일으킬 수 있다고 한다.

타미플루를 많이 사용하는 일본에서 이와 관련해 수십 명의 사망자가 발생했는데, 그 중 다수는 자살로 인한 것이었다. 이런 부작용이 트랜스퍼 팩터를 이용한 연구에서는 보고되지 않았다.

트랜스퍼 팩터의 부작용은 치료 초기에 가벼운 감기나 독감과 같은 증상으로 한정되는 것으로 보인다. 이런 증상은 강화된 면역 기능으로 보통 몇 주 안에 해결된다고 보도되었다.

6장에서 논의하겠지만, 트랜스퍼 팩터가 모든 백신을 의료기관 창

고로 밀쳐 버릴 수 있을 것 같지는 않지만, 사람들을 전염병에 대해 면역시키는 강력하고 실용적이며, 안전한 방법을 제공하는 것은 확실하다.

자궁경부암과 관련 있는 HPV와 같은 단순 바이러스에 대한 백신은 트랜스퍼 팩터로 대체할 수 있는 이상적인 대상이다.

공중보건을 위한 트랜스퍼 팩터의 가치는 매년 수천 명의 승객을 태운 크루즈선 휴가를 망치는 C형 간염이나 노로바이러스와 같은 바이러스로 쉽게 평가할 수 있다.

06

트랜스퍼 팩터로
면역체계를 활성화시키면
일부 자가 면역질환이
진정되는 이유

자가 면역질환은 지나치게 열심히 활동하는 면역체계가 '비자가' 범주보다는 사실 '자가' 범주에 속하는 조직을 공격하는 질환으로 오랫동안 여겨졌다. 이 모델의 결과는 공격당한 세포들이 어디에 있고, 그들이 무엇을 하는지에 따라 달라진다.

표면적으로, 면역체계 활동을 일으키는 어떤 일이라도 하는 것은 그런 질환을 더 악화시키는 것처럼 보인다. 하지만, 트랜스퍼 팩터는 신체가 류머티스 관절염 같은 자가 면역질환으로 추정되는 몇 가지 질환을 치료하는 데 권장되고 효과도 있는 것으로 밝혀졌다.

이것이 어떻게 작용할까? 기존 모델이 정확하고, 자가 면역질환이 이상 Th2(항체매개) 면역 활동으로 생긴다면, 트랜스퍼 팩터는 신체를 Th1(세포매개) 면역으로 이끌어 이런 질환이 있는 환자를 도울 수 있다.

하지만, 적어도 초기에는 많은 자가 면역질환이 과도한 Th2 반응으로 인해 발생하는 것이 아니라는 사실이 명백해지고 있다.

오히려 높은 수치의 Th1 사이토카인과 INFγ가 나타내는 높은 수준의 Th1 매개 면역 기능이 관련 있을 수 있다.

트랜스퍼 팩터가 그런 질환에서 어떻게, 그리고 왜 유용할 수 있는지를 이해하려면 좀 더 많은 탐구가 필요하다.

마셜과 마셜(2004)은 일부 자가 면역질환에서 높은 수치의 INFγ는 세포내 병원균과의 면역 전투가 있다는 것을 나타내는 것이라고 주장한다. 이것이 사실이라면, 자가 항체로 간주되는 항체가 사실 Th1 전투의 결과로 남겨진 자기 세포와 병원균의 잔여물을 겨냥한 항체일 수 있다. 그리고 그 항체는 근본적인 Th1 관련 염증에 비하면 부차적인 것이다.

질환은 심해지는 데 면역 활동이 불충분하면, 트랜스퍼 팩터가 직접적으로 Th1 반응을 강화시키고, 신체가 세포내 병원균을 제거하는 데 도움을 주어 그런 질환을 치료하는 데 유용할 수 있다.

트랜스퍼 팩터처럼 보충 INFγ가 Th1 반응을 강화시키기 때문에, 일부 자가 면역질환에 대한 현재의 치료법에 합성 INFγ도 사용한다는 사실이 이 모델을 뒷받침해준다.

트랜스퍼 팩터는 또한 Th1 반응을 강화하는 메커니즘이 아닌 다른 메커니즘으로 자가 면역 활동에 영향을 미칠 수 있다.

로렌스 박사는 투석 가능 백혈구 추출물에 다른 유형의 트랜스퍼 팩터가 있다고 보고했다.

그는 한 유형이나 일부를 유도 인자라고 불렀다. 그것은 질병 퇴치를 목적으로 한 Th1 매개반응을 활성화시키는 트랜스퍼 팩터이다.

또 다른 유형인 억제 인자에는 아마도 억제 T세포를 활성화시켜

과도한 면역 반응을 진정시키는 것처럼 보이는 트랜스퍼 팩터가 있으며, 그것은 일부 자가 면역질환이 있는 몇몇 환자를 돕는 트랜스퍼 팩터 능력의 기초가 될 수 있다.

로렌스 박사의 말에 따르면 (로렌스와 Borkowsky(보르코브스키), 1996)

"면역성이 없는 백혈구를 가진 인구가 유도 인자로 배양되면, 그들은 특정 항원에 반응하는 능력을 얻게 된다…
면역성이 있는 백혈구를 가진 인구가 억제 인자로 배양되면, 특정 항원에 대한 반응이 차단된다."

억제 인자가 자가 면역질환의 증상을 개선시키는 역할을 할 가능성은 실험용 동물을 대상으로 한 연구로 강화된다.

1994년, 스탄시코바(Stancikova)와 동료들은 투석 가능 백혈구 추출물의 억제 부분이라고 불리는 억제 인자가 보조 관절염이 있는 쥐의 생물학적 표지를 개선하는 데 있어 투석 가능 백혈구 추출물의 다른 트랜스퍼 팩터보다 우월하다는 사실을 보고했다.(보조 관절염이 있는 쥐는 실험동물에게 실험상 유도한 관절염이다.)

또한 일부 자가 면역질환에서 나타나는 Th1 활성화와 높은 수치의 INFγ는 세포내 감염이 아닌 다른 무언가를 나타낼 수도 있다.

스타인먼(2007)은 최근에 특성화된 Th17 세포가 몇 가지 자가 면역질환을 일으킬 수 있다고 주장한다. 특히 Th1 반응인 INFγ는 Th17 세포에 적대감을 불러일으키는 것으로 보인다. 그러니까 높은 수준의 INFγ는 세포내 감염을 나타내는 것이라기보다는 신체가 비정상적인 Th17 반응을 일으키려고 한다는 표시일 수 있다.

합성 INF γ 와 트랜스퍼 팩터 모두 이런 Th17 세포를 억제하도록 신체를 도와 일부 자가 면역질환에 도움을 줄 수 있다. 이것에 대해서는 더 많은 연구가 필요하다. 자가 면역질환은 여전히 잘 이해되지 않는 질환이다.

제4장에서 검토한 연구에 따르면, 트랜스퍼 팩터는 류머티스 관절염과 같은 일부 질환이 있는 환자에게는 유익하지만, MS와 같은 다른 질환이 있는 환자에게는 그렇지 않다. 자가 면역질환 및 트랜스퍼 팩터의 작동 방식에 관한 정보를 더 축적해 자가 면역질환에 대한 트랜스퍼 팩터사용의 유용성이 더욱 명확해져야 한다.

07
트랜스퍼 팩터, 콜로스트리닌 및 프롤린 풍부 폴리펩티드
– 모두 같은가?

1970년대 초, 폴란드(Poland)의 연구원들은 콜로스트리닌이라고 불리는 초유 분획의 면역 조절효과에 대해 연구하기 시작했다. 콜로스트리닌의 펩티드는 아미노산인 프롤린이 풍부하기 때문에 프롤린 풍부 폴리펩티드(PRPs)라고 불린다.

PRPs가 트랜스퍼 팩터와 같은가? 아마 같을 것이다. 트랜스퍼 팩터의 초유 펩티드 양은 10kDa 미만인데, 아마도 6kDa에 가까울 것이다(커크패트릭과 로조, 1995). PRPs의 초유 펩티드 양도 10kDa 미만(소콜로브스카(Sokolowska) 외, 2007)이며, 아마도 6kDa에 가까울 것이다(쿠르젤(Kruzel) 외, 2001).

트랜스퍼 팩터와 마찬가지로, PRPs는 면역 활동, 특히 Th1 반응 경로에 있는 세포와 사이토카인에 큰 영향을 미치는 것으로 보인다.

몇 가지 흥미로운 연구에서 PRPs의 구조와 기능을 아주 상세하게 조사했다. 트랜스퍼 팩터에 대한 연구는 면역기능에서의 그들의 역할에만 초점을 맞추고 있지만, PRPs에 대한 연구는 인지 기능과 행동에 영향을 미치는 그들의 능력까지 조사했다.

초기 연구 결과에 따르면, PRPs는 노화된 동물의 인지 기능을 향상시킬 수 있으며(포픽(Popik), 2001; 스튜어트와 뱅크스(Stewart and Banks, 2006), 알츠하이머 병에 도움이 될 수 있다는 점을 시사한다(레셰크(Leszek) 외, 2002; 빌리키에비츠와 가우스(Bilikiewicz and Gaus), 2004; 스튜어트, 2008; 사니스즐로(Szaniszlo) 외, 2009).

트랜스퍼 팩터 조제품이 연령에 따른 인지 기능의 저하와 알츠하이머 치매에 유사한 영향을 미치는지는 알려지지 않았지만, 트랜스퍼 팩터와 PRPs 사이의 유사성을 고려해보면 가능성이 있는 것으로 보인다.

트랜스퍼 팩터와 PRPs가 같다면, 지금까지 행해진 PRPs에 대한 연구는 이런 초유 분획이 어떻게 작용하는지, 그리고 그것이 어떻게 공중 보건을 향상시키는 데 사용될 수 있는지에 대한 추가적이고 중요한 해결의 실마리를 던져줄 것이다.

이 장에서는 트랜스퍼 팩터가 무엇인지, 어떻게 발견되었는지, 그리고 어떻게 작동하는지에 대해 논의하였다. 요약하면 다음과 같다.

- 트랜스퍼 팩터는 백혈구 추출물에 존재하며, 한 사람에서 다른 사람에게로 세포매개 면역을 전달하는 능력으로 인해 그렇게 명명된다. 1940년대에 뉴욕대학교(NYU)의 면역학자 헨리 셔우드 로렌스가 발견했다.

- 트랜스퍼 팩터는 작은 펩티드이고, RNA의 일부일 수 있다.

- 트랜스퍼 팩터도 항체처럼 항원과 결합한다. 항체는 혈액과 림프에 자유롭게 떠다니는 병원균의 항원에 결합하는 반면, 트랜스퍼 팩터는 감염된 자기 세포 표면에 있는 항원에 결합한다.

- 포유동물의 초유와 달걀노른자에서 추출한 전달인자는 인간의 백혈구에서 발견되는 트랜스퍼 팩터와 유사해 보인다.

- 입으로 복용하든 주입되든, 트랜스퍼 팩터는 INFγ 같은 Th1 사이토카인의 증가와 자연 살해 세포, 도움 T세포, 세포독성 T세포 같은 Th1 관련 면역세포의 증가로 증명되었다시피, 세포매개(Th1)의 면역 반응을 증가시킨다.

- 트랜스퍼 팩터의 특정 하위 유형은 억제 T세포의 활동을 증가시켜 자가 면역질환에 사용할 수 있는 것으로 보인다.

- 트랜스퍼 팩터는 신체가 기존의 감염을 물리치는 데 도움이 되며, 전염병 예방에도 사용될 수 있다.

- 트랜스퍼 팩터는 잠재적인 면역결핍 효과가 있는 것으로 알려진 프롤린 풍부 폴리펩티드 또는 콜로스트리닌과 동의어인 것 같다.

다음 장에서는 트랜스퍼 팩터에 대해 발표된 연구를 면밀하게 살펴보고, 전염병을 물리치도록 신체를 돕는 트랜스퍼 팩터의 효용성에 대해 탐구할 것이다.

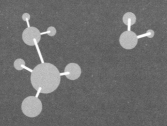

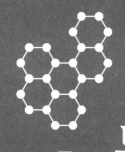

제4장

질병치료 및
예방에 있어
트랜스퍼 팩터에
대한 연구

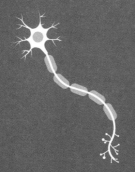

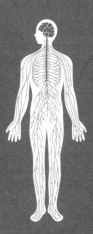

지난 반세기 동안, 신체가 질병을 다루는 것을 돕는 트랜스퍼 팩터의 능력에 대한 수백 개의 연구가 발표되었다. 연구 중 대다수는 매우 성공적이었지만, 다른 것들은 실패했다.

최근까지, 고도로 정화되고 안정적인 트랜스퍼 팩터 조제품에 대한 표준화된 연구계획서가 없어 새로운 연구를 수행하거나, 이전 몇 가지 연구가 왜 실패했는지를 판단하기가 어려웠다.

현재는 표준화된 절차가 있는데, 이것으로 질병 치료와 예방에서 트랜스퍼 팩터의 효용성에 대한 향후 연구가 촉진되어야 하고, 그런 연구의 결과를 더 쉽게 평가할 수 있게 되어야 한다.

이번 장에서는 트랜스퍼 팩터와 질병에 대한 연구 결과를 살펴볼 것이다.

간단히 말해서, 질병 치료나 예방을 위해 트랜스퍼 팩터 조제품을 사용하는 이유에 대해 논의할 것이다. 이런 범주에서, 연구의 결과는 질병의 유형별로 분류된다.

시작하기 전에, 이 장과 다른 장에서 '치료'라는 용어를 사용하는 것에 대해 논의하는 것이 중요하다. FDA가 승인한 약으로만 질병을 치료할 수 있기 때문에, 보충제를 언급할 때 이 용어를 사용하는 것은 합법적이지 않다.

규칙을 적용하는 것이 항상 이득이 되는 것은 아니지만, 규칙 자체는 대중에게 최선의 이득이 된다.

이전 장에서, 우리는 트랜스퍼 팩터가 건강에 영향을 미치는 메커니즘에 대해 논의하였다. 그들은 면역체계를 돕는 것만으로도 영향을 미칠 수 있고, 면역체계로 작용하지 않고서는 질병 증상에 영향을 미칠 수 없다. 따라서 이번 장에서 트랜스퍼 팩터가 질병 증상을 '치료'하는 데 어떻게 도움이 되는지 논의하는 것은 그저 "트랜스퍼 팩터가 어떻게 질병과 싸우는 면역체계를 도울 수 있는가"의 속기일 뿐이다.

그 경고는 제쳐두고, 질병 치료와 예방에 있어서 트랜스퍼 팩터의 효용성에 대해 조사해보자. 우선 암, ME/CFS, 다발성 경화증 등 잘 이해되지 않고 가변적인 병인론을 가진 광범위하고 복잡한 질병 증상에 대한 트랜스퍼 팩터의 성공과 실패에 대해 조사할 것이다.

그런 다음, 헤르페스 바이러스, 균류, 마이코박테리아, 세포벽 결핍(CWD) 박테리아 및 기타 병원균에 의한 감염을 비롯해 특정 감염에 대한 치료에 있어 트랜스퍼 팩터의 효용성을 탐구할 것이다.

마지막으로, 우리는 트랜스퍼 팩터가 진정으로 빛나는 질병 관리 영역 중 하나인 한 개인에서 다른 개인으로 면역을 전달해 질병을 예방하는 것에 초점을 맞출 것이다.

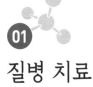

01
질병 치료

트랜스퍼 팩터에 대한 연구를 위한 MedLine/PubMed(MedLine: 의학 관련 저널의 서지정보 제공, PubMed: 의학 관련 서지정보 데이터베이스 제공, www.pubmed.gov)에서 검색을 해보면, 약 50년에 걸쳐 약 1,000개의 관련 간행물이 산출된다. 그 연구들 중 600개는 질병 치료와 예방에서 트랜스퍼 팩터의 치료적 가치에 대해 조사한 것이다.

사람들의 말에 따르면, 더 넓은 망을 구축하면 수천 개의 관련 간행물이 더 나타난다고 한다. 우리는 MedLine/PubMed에서 색인된 기사에 초점을 맞추는 것으로 한정해 질병 치료에 트랜스퍼 팩터를 활용한 연구를 탐구할 것이다.

암 연구

암에 대한 트랜스퍼 팩터가 암으로 고통 받는 환자나, 실험실에서 자란 암세포 같은 시험관내 표본 암세포에 미치는 효과에 대해 거의

100건의 연구가 수행되었다.

암세포는 비정상적인 분열로 이웃 세포의 영역을 침범해 그들의 자원을 훔치고, 신체가 정상적으로 기능하는 것을 방해하는 세포이다.

암세포는 종종 신체에 손상을 입힐 수 있는 그들의 잠재력과, 관련 있는 세포의 종류를 기반으로 묘사된다. 예를 들어, 백혈병은 혈류에서 백혈구를 비정상적으로 분열시켜 발생하는 유형의 암이다.

림프종은 림프절에서 면역세포의 비정상적인 분열을 일으킨다. 지방, 뼈, 근육 세포의 암은 육종이라고 알려져 있다. 폐암, 유방암, 대장암, 방광암, 전립선암은 암종으로 알려져 있다.

암은 멈춰야 할 때 계속해서 분열하는 단일 세포에서 시작된다. 이 것은 무언가가 세포 분열을 일으키거나, 죽을 세포(즉, 세포자연사)를 알려줘야 하는 신호가 잘못 되었을 때 발생할 수 있다.

비정상적인 분열이 진행되면서, 세포막의 단백질이 면역세포, 특히 림프구가 '자기 세포'를 비자기 세포로 식별하고 파괴하는 방식으로 변화하기를 바란다.

시험관내(실험실) 연구에 따르면, 트랜스퍼 팩터가 림프구의 암 조직을 파괴하는 능력을 촉진시킨다는 사실은 의심할 여지가 거의 없다.

2006년, 멕시코(Mexico)의 연구원들은 유방암 세포가 더는 분열되지 않게 하고, 파괴를 용이하게 하기 위해 소의 백혈구에서 추출한 투석 가능 백혈구 추출물의 능력을 조사했다(Franco-Molina(프랑코-몰리나) 외, 2006). 실험은 성공적이었고, 연구원들은 암세포에 대한 투석 가능 백혈구 추출물의 용량 의존적 효과를 입증했다. 이는 투석 가능 백혈구 추출물이 많을수록 암세포를 더 많이 파괴한다는 뜻이다.

투석 가능 백혈구 추출물은 정상적이고 건강한 세포에는 영향을 미치지 않으며, 오직 암세포에만 영향을 미친다. 이는 추출물의 성분과 트랜스퍼 팩터가 특히 병원균을 다루는 면역체계에 도움이 되고, 건강한 조직을 손상시키지 않는다는 뜻이다.

트랜스퍼 팩터 함유 추출물이 암세포에 미치는 영향을 조사한 수십 개의 다른 시험관내 연구는 생체 내 연구, 즉 인간을 포함한 살아 있는 동물에서도 이와 유사한 결과를 보여주었다.

2005년, 피네다(Pineda)와 동료들(피네다 외, 2005)은 쥐에서 신경아교세포를 포함한 뇌종양인 신경교종에 트랜스퍼 팩터가 미치는 영향에 대해 조사한 흥미로운 연구를 보고했다. 그들이 발견한 것은 다음과 같다.

"트랜스퍼 팩터는 종양의 크기를 상당히 줄여주었고, CD2+, CD4+, CD8+ 및 NK 세포 수를 늘렸으며, 또한 세포사멸적인 종양 세포의 비율을 증가시켰다."

쥐는 사람이 아니지만, 이 자료는 매우 유의미하다.

더 작은 크기의 종양과 세포매개 면역에 관여하는 4종류의 림프구의 증가된 수준!

다양한 유형의 암으로 고통 받는 사람들을 돕기 위한 트랜스퍼 팩터의 능력을 연구한 수십 건의 논문이 있다.

1996년, 이탈리아 연구원인 지안카를로 피자와 그의 동료들(피자 외, 1996)은 통상적인 치료법에 반응하지 않는 전립선암 치료 노력에 대해 보고했다. 저자는 전립선암 세포의 항원과 결합하는 트랜스퍼 팩터를 만들어 매달 한 번씩 환자에게 주입했다.

저자들의 말에 따르면,

"기존의 치료법이 성공적이지 않아 D3기 전립선암 환자의 생존율이
낮다. 보고서는 전립선암 관련 항원(TAA)에 대항하는 체액성 및 세
포매개 면역(CMI)의 존재를 시사하고 있다. 이런 관찰로 우리는 방광
및 전립선 TAA에 대항하는 CMI인 체외 및 체내에서 전달 가능한
체외 생산 트랜스퍼 팩터로 D3 전립선암 환자를 치료할 수 있었다.
50명의 환자가 이 연구에 참여했고, 매월 한 번 2~5개의 특정 전달
인자 근육 내 주사를 맞았다. 1년에서 9년까지의 후속치료에서 2명
의 환자는 완전한 차도를 보였고, 6명의 환자는 부분적인 차도를 보
였으며, 14명의 환자는 전이성 질환이 진행되지 않았다.
평균 생존 기간은 126주로 같은 단계의 환자에 대해 문헌에서 보고
된 생존율보다 길었다."

따라서 이런 형태의 전립선암을 겪는 남성의 예상 생존 기간과 비
교해보면, 이 연구에서 트랜스퍼 팩터 치료가 환자의 수명을 상당히
연장시킨 것으로 보인다.

이런 연구결과는 유망하지만, 트랜스퍼 팩터를 제외한 다른 어떤
것도 받지 않은 집단인 진정한 통제 집단이 부족해서 환자의 질병진
행에서 실제로 작용한 트랜스퍼 팩터의 역할을 알아내기가 어렵다.

같은 해, 피자와 동료들(필로티(Pilotti) 외, 1996)은 통제 집단을 이용
한 연구에 대해 보고했다. 소세포암 환자 99명에게 트랜스퍼 팩터가
주어졌고, 트랜스퍼 팩터를 받지 않은 257명의 폐암 환자와 생존 기
간을 비교했다. 트랜스퍼 팩터를 받은 환자들은 치료를 받지 않은 환

자들보다 훨씬 더 오래 살았다.

바그너(Wagner)와 동료들(바그너 외, 1987)은 자궁암 여성 환자 32명이 남편의 백혈구로부터 파생된 트랜스퍼 팩터로 치료되었고, 28명의 자궁암 환자는 치료되지 않았던 연구에 대해 보고했다. 암 조직을 제거하기 위한 자궁 절제술 후 2년 이내에, 트랜스퍼 팩터를 받은 집단의 피험자 15%(5/32)에 비해 통제 집단 피험자 중 40%(11/28)에 암이 재발하였다.

전반적으로, 암에 대한 트랜스퍼 팩터의 효과에 대한 연구는 트랜스퍼 팩터가 실험실의 암세포를 파괴하는 것을 돕고, 실제로도 일부 환자에게 효과적일 수 있다는 점을 강력히 시사한다. 하지만, 이 주제에 대한 연구 결과가 정확히 얼마나 가변적인지를 지적하는 것이 중요하다.

실제로 위 연구가 발표된 같은 해에 스피틀러와 밀러(Spitler and Miller, 1987)는 암을 치료하는 트랜스퍼 팩터에 대한 문헌을 비판적으로 재검토했다. 그들이 내린 결론은 다음과 같다.

"다양한 악성 종양을 치료하는 트랜스퍼 팩터에 대한 임상 실험 결과는 가변적이다. 비 무작위 임상 시험에서 약 300명의 환자를 평가했고, 평가 가능한 환자의 약 1/3에서 임상적 이점이 보고되었다. 무작위 연구 결과도 마찬가지로 달라진다. 일부 무작위 임상 시험에서는 무병 생존과 장기 생존의 임상적 이점이 제기되었다. 다른 연구에서는 트랜스퍼 팩터가 임상적으로 효과가 없는 것으로 보고되었다… 악성 종양에 대한 트랜스퍼 팩터의 임상적 노력에 관한 문헌을 검토한 결과, 트랜스퍼 팩터가 효과적인 암 치료법이 아닐 수 있다는 결론에 도달했다. 특정 악성종양에 효과가 있다 해도, 트랜스퍼 팩터만으로 상당수의 환자에게 극적인 효과를 낼 가능성은 희박하다. 아마도 트랜스퍼 팩터는 다른 종류의 치료와 수술, 방사선 또는 화학 요법의 보조제로서 종양을 치료하는 데 어떤 역할을 할 수 있을 것이다. 재현 가능한 비교 연구에서 트랜스퍼 팩터를 제대로 평가하기 위해서는 적절한 품질 관리 절차로 평가할 수 있는 표준화된 재현 가능한 제품이 필요하다."

마지막 문장에서 언급했듯이, 고도로 정제되고, 강력한 트랜스퍼 팩터 추출물을 얻기 위한 표준화된 연구계획서가 개발되기 전에 이 기사의 기초가 되는 연구가 작성되었고, 그런 기술은 1990년대에 개발되었다.

이제 그런 조제품을 사용할 수 있기 때문에, 암 치료에서 트랜스퍼 팩터의 효용성에 대한 대규모 연구가 결국 자금지원을 받고 실시되길 바란다.

적어도 지난 10여 년간 수행된 연구들은 병의 진행이 바뀌지 않는 한, 그런 접근법으로 암환자들의 수명을 연장시킬 수 있는 것으로 보인다. 방사선과 화학요법으로 암을 치료하는 동안, 건강한 체세포는, 특히 빠르게 복제하는 세포 때문에 엄청난 피해를 입는다.

실제로, 이런 치료는 분열이 일어나는 동안 세포에 영향을 미치는 경향이 있기 때문에, 숙주를 죽이기 전에 암을 죽이는 데 효과적일 수 있다.

병원균과 싸우려면 면역세포가 빨리 분열해야 한다. 그래서 방사선과 화학요법은 면역체계의 기능을 심각하게 약화시킬 수 있다.

트랜스퍼 팩터는 새로운 림프구의 생성을 자극할 수 있기 때문에, 암 치료로 면역체계에 가해진 손상을 복구하는 것을 돕는 데 효과적일 수 있다. 그것이 바로 쿠바(Cuba)의 연구원들이 관찰한 것이다.

페르난데스(Fernandez)와 동료들(페르난데스 외, 1993)은 백혈병에 대한 화학요법이 진행 중인 8명의 환자를 통해 면역 지표에 트랜스퍼 팩터가 미치는 영향을 조사했다. 이 환자들의 측정치는 백혈병에 대한 화학요법을 받고 있지만, 트랜스퍼 팩터는 받지 않은 14명의 통제 집단 환자와 비교되었다. 트랜스퍼 팩터는 백혈구의 수를 빠르게 회복시켰고, 치료 중 기회감염의 발생률은 통제 집단에 비해 트랜스퍼 팩터를 받은 집단에서 더 낮았다.

2004년, 러시아 보건부(Russian Ministry of Health)의 연구원들은 위암 수술 후 환자의 회복을 돕기 위해 상업적으로 사용할 수 있는 트랜스퍼 팩터 조제품의 이점에 대해 보고했다. 중요한 면역 세포와 사이토카인의 수치는 면역 활동을 강화시키고 재조정하려는 듯 증가되었다 낮아졌다.

보고서에 따르면,

"위암 2단계 또는 3단계의 임상 단계인 25명(치료 또는 주요 집단)의 환자가 트랜스퍼 팩터 플러스에 대한 임상 연구에 참여했다… 성별, 연령, 질병 분류학, 질병 단계가 같은 25명의 환자가 통제 집단으로 구성되었다. 두 집단의 모든 위암 환자는 수술 치료를 받았고, 수술 후 표준 절차대로 면역요법 치료를 받았다. 비 특이 면역을 자극하기 위해 치료 집단의 환자들은 표준 치료에 더불어 30일 동안 하루에 3번 캡슐 하나와 트랜스퍼 팩터 플러스를 받았다.

복잡한 과정의 치료가 끝난 후, 연구는 트랜스퍼 팩터 플러스를 투여해 계속되었고, 지속적인 치료가 환자의 임상적 개선뿐만 아니라 면역, 인터페론, 사이토카인 상태에 이롭다는 점이 입증되었다.

혈액 림프구 집단에서 CD3+, CD4+ 및 CD8+ 함량이 증가했고, 혈액 샘플의 자연 살해 세포는 모두 세포매개 면역의 활성화를 보이며 그 수가 현저하게 증가했다. 체액면역과 관련하여 TNF-a, IL-1b 생산이 정상 수준으로 향하는 긍정적인 변화가 나타났다."

또 다른 최근의 연구에서, 프랑코-멜리나(Franco-Melina 외, 2008)는 트랜스퍼 팩터가 암 치료에 강력한 보조제라는 설득력 있는 증거를 추가로 제시한다.

비소세포폐암(NSCLC)을 앓고 있는 24명의 환자는 두 집단으로 나뉘었다. 한 집단은 암에 대한 표준 화학요법을 받고, 다른 집단은 ImmunePotent CRP라고 불리는 트랜스퍼 팩터 조제품에 더불어 표준 치료를 받았다. 트랜스퍼 팩터는 결과에 분명한 영향을 미쳤다.

저자들의 말에 따르면,

"IMMUNEPOTENT CRP의 투여하자 면역조절 활동이 유도되었다(모든 백혈구와 T림프구 부분모집단 CD4(+), CD8(+), CD16(+) 및 CD56(+) 증가 및 DHT 유지). 또한, NSCL 환자들의 화학요법 부작용을 면역학적으로 보호해 환자의 삶의 질이 향상되었다…

우리가 확인한 결과는 면역체계를 유지하고 환자의 삶의 질을 향상시키기 위해 방사선과 화학요법에 더불어 IMMUNEPOTENT CRP 사용의 가능성을 시사한다."

추가적인 연구는 트랜스퍼 팩터가 암 환자들의 면역 기능이 억압되어 발생하는 기회 감염을 무찌르도록 돕는 데 중요한 역할을 할 수 있다는 사실을 보여준다.

저자들에 따르면(케첼(Ketchel) 외, 1979),

"우리는 종래의 치료법에 반응하지 않는 균류, 바이러스, 또는 마이코박테리아에 감염된 백혈병 환자 15명을 치료하는 데 트랜스퍼 팩터를 사용했다. 평가 가능한 환자 10명 중 7명은 트랜스퍼 팩터를 받는 동안 감염에 대한 치료상의 통제를 받았다. 트랜스퍼 팩터는 이런 임상적 개선에 기여한 것으로 보이며 좀 더 조사할 만한 치료 방식이다."

따라서 트랜스퍼 팩터는 암에 대한 보조 치료로서의 잠재적인 효과 외에도, 암 환자들에게 수술과 화학요법으로 발생할 수 있는 손상으로부터 스스로 치유하는 것을 도울 뿐만 아니라 화학요법 중에 발생할 감염으로부터 보호하는 것을 돕는다.

근육통 뇌척수염/만성 피로 증후군
(Myalgic Encephalomyelitis/Chronic Fatigue Syndrome)

근육통 뇌척수염/만성 피로 증후군(ME/CFS)은 만성 피로 면역기능 장애 증후군(CFIDS, Chronic Fatigue Immune Dysfunction Syndrome), 만성 피로 증후군 등 다양한 이름으로 알려진 질환이다. 이 질환은 간헐적 인지장애(뇌 흔미), 광범위한 신체 통증, 일어설 때 현기증, 피곤함과 쑤심, 수면 장애 외 여러 증상을 특징으로 한다. 병인은 알려져 있지 않다. 이는 오랜 기간에 걸쳐 점진적으로 나타날 수 도 있고 갑자기 나타나기도 하는데, 후자의 경우 바이러스성 질병을 앓은 후 발병하는 빈도가 높다.

myalgic(근육통의)과 encephalomyelitis(뇌척수염)가 결합된 근육통 뇌척수염은 뇌와 척수에 통증을 동반하는 염증을 뜻한다.

많은 경우 ME/CFS 환자들은 Th1(세포매개)면역체계가 불충분한 활동을 보일 뿐만 아니라 Th2(항체매개)면역 반응의 몇몇 측면이 만성적으로 활성화되어 있다. 바이러스와 세균에 감염된 세포를 공격하기 위한 Th1 면역 반응이 대식세포, 세포 장애성 T세포, 또한 자연 살해 세포와 연관되어 있다는 점을 상기해 보자. ME/CFS의 권위자로 알려진 낸시 클리마스 박사(Dr. Nancy Klimas)의 최근 보고서에는 여성 ME/CFS 환자들을 자연 살해 세포 수치에 따라 분류할 수 있다는 내용이 실려 있다. 정상치 이하 수준의 자연 살해 세포를 가진 여성 환자들은 인지장애 정도가 더 높고, 추진력이 감소되며, 낮 동안 활동에 더 큰 지장을 보인다.

선천적으로 또는 후천적으로 약한 Th1 면역반응을 가진 환자의 경우 기회감염병원체의 온상이 될 위험이 있다. ME/CFS 환자의 대다수는 최근에 알려진 레트로바이러스인 XMRV(팬(Fan), 2007; 롬바르디(Lombardi) 외, 2009)뿐만 아니라 8종류의 헤르페스 바이러스 중 하나인 HHV-6의 활성 감염에 양성 반응을 보인다.

항바이러스성 아시클로비르의 한 형태인 발간시클로비르가 HHV-6에 감염된 ME/CFS 환자의 증상을 개선시키는 것으로 보인다는 연구결과(코걸닉(Kogelnik) 외, 2006)는 HHV-6 감염이 최소한 몇 가지의 ME/CFS 증상과 관련되어 있다는 사실을 강력히 뒷받침해 주는 증거이다. 다음 장에서는 HHV-6을 포함한 몇 가지 변종 헤르 페스 바이러스에 의해 일어나는 척추와 두개골 신경의 감염이 일으 키는 심한 반복적 두통과 광범위한 요통의 증거에 대해 논의할 것이 다. 이것이 근육통의 일부와 ME/CFS의 연관성을 입증해 줄 가능성 이 있다. 이 주제에 대해서는 잠시 후에 다시 이야기 하겠다.

ME/CFS를 앓는 환자들을 가장 괴롭게 하는 것 중 하나는 과로 후 전신무력감이다. 운동을 하고 신체를 단련하고자 하는 욕구가 있음 에도 이 질환을 가진 많은 환자들은 그렇게 하지 못한다. 이들에게 있어 운동은 건강을 증진시키기 보다는 문제를 더 악화시키는 경향 이 있다. 질병통제예방센터는 과로 후 전신무력감 현상을 '격렬한 신 체적, 정신적 활동 후 증상이 재발하는 것'이라고 정의하고 있다. 이 것은 사실상 환자의 활동을 제한시키고 가능한 한 가벼운 일에만 국 한시킨다.

자연 살해 세포의 수와 같이 Th1 관련 면역체계를 표시해 주는 지 표들은 중간 강도의 운동 후 증가한다는 연구 결과가 있다. 위에 언 급한 바와 같이 많은 경우 ME/CFS 환자들은 기본적으로 자연 살해 세포의 수치가 낮은 경향을 보인다. 운동을 하게 되면 면역체계는 환 자의 신체에 자리 잡은 병원체를 제거하려는 노력을 서서히 증가시 켜 일시적으로 Th1 매개 면역 반응을 강화시킬 수 있을 지도 모른 다. 전투가 격렬해짐에 따라 아픈 증상과 그에 동반되는 경험 또한 상승한다. 신체가 여전히 병원체를 극복할 수 없으므로 환자는 더 아 픈 증상을 보이는데 질병통제예방센터는 이런 경우를 재발로 정의

하고 있으며 이 증세가 하루나 이틀 정도 지속된 후 원래의 덜 아픈 상태로 되돌아오게 된다.

트랜스퍼 팩터가 세포 장애성 T세포(Cytotoxic T-cells), 대식세포 및 자연 살해 세포의 수치를 증가시키는 능력을 가졌다는 점을 고려할 때 ME/CFS 환자들이 트랜스퍼 팩터 치료법으로 큰 효과를 얻을 수 있다고 상정할 수 있다. 자연 살해 세포 수치가 낮은 환자들은 더욱 더 많은 혜택을 볼 수 있을 것이다. Th1 매개 면역 반응이 향상되면 Th2 활동의 규모와 그에 따른 증상들(알레르기, 자가 면역 활동 등)이 감소되고 그에 따라 면역 기능을 정상화시키는 효과를 볼 수 있다. ME/CFS 환자들의 Th1/Th2 반응을 정상화시키는 것의 중요성은 낸시 클리마스와 동료들의 2001년 연구인 ME/CFS 치료 전략 검토에서 논의된 바 있다. 이 연구는 흔히 줄여서 만성 피로 증후군(Chronic Fatigue Syndrome or CFS)이라는 제목으로 부른다(파타르카-모네로(Patarca-Monero) 외, 2001).

"면역체계 활성화의 흔적을 보이는 CFS 환자들은 면역 세포 기능이 빈약하고, 이들의 림프구가 활성화될 시 Th2 유형의 시토카인 반응이 우세하게 된다. 인터류킨(IL) −4, −5, −10과 같은 시토카인 생산을 특징으로 하는 Th2 유형의 반응은 면역 글로불린 항체를 생산하는 B 림프구의 기능을 촉진한다. 그러므로 Th2 유형 반응의 우세는 자가 면역, 아토피 등의 병적 측면과 일치하는데 이는 부적절한 면역 글로불린 항체 생산에 근거를 두고 있다. 논의되고 있는 CFS 치료법 중 상당수가 CFS환자들에게서 기본적으로 나타나는 Th2 유형의 우세를 감소시킴으로써 Th1 유형의 반응을 우세하게 만든다. 이는 대식세포와 자연 살해 세포의 기능을 촉진시킨다. 치료되지 않은 CFS 환자의 경우 몸속으로 침입하는 미생물과 암세포를 즉각 파괴하는 기능을 가진 자연 살해 세포가 제대로 기능하지 못한다."

앰프리젠(Ampligen), 쿠타프레신(Kutapressin), 이소프리노신(Isoprinosine, 이뮤노비르(Imunovir)라고도 함)등의 잘 알려진 ME/CFS 치료 약물들은 Th2〉Th1 상태의 면역 반응을 Th2와 Th1이 균형 잡힌 상태로 되도록 되돌려 놓는 능력을 가진 듯하다. 스코틀랜드 아버딘 대학(University of Aberdeen)의 연구진(윌리엄스(Williams) 외, 2005)은 최근 ME/CFS 환자들의 전반적 건강을 향상시켜주는 것으로 보이는 항생제 요법이 목시플록사신과 시프로플록사신의 경우에서와 마찬가지로 Th1과 Th2 시토카인 발현을 둘 다 증폭시켜 주거나 클로리트로마이신의 경우와 같이 Th1 관련 시토카인 발현을 지배적으로 증폭시킨다고 보고했다. 이 두 경우 모두 Th1/Th2 균형의 정상화를 도와줄 가능성이 있다. 항생제로 인한 개선이 겉으로 드러나지 않은 세균 감염의 존재를 반영해 주는 것일 가능성 또한 있다.

앰프리젠, 쿠타프레신, 이소프리노신을 포함해 앞서 논의한 물질들은 Th1/Th2 비율에 간접적인 영향을 미치는데 다수의 환자들에게 이것으로는 충분치 않다. 반면 트랜스퍼 팩터는 강력한 Th1 자극제로 면역세포들이 본능적으로 이해하는 언어를 사용해 Th1을 자극한다.

ME/CFS 치료에 트랜스퍼 팩터를 사용하는 것의 타당성에도 불구하고 현재까지 이 주제에 관한 연구는 충분히 이루어지지 않았고 연구 대상자들이 가진 근본적 면역 상태의 특징이 적절히 설명되지 않아 각 환자의 성공과 실패의 원인을 규명하는 것이 어려운 실정이다. 아직 미흡하기는 하지만 기존에 이루어진 연구 결과들은 트랜스퍼 팩터가 일부 ME/CFS 환자들에게 큰 효과를 보일 것이라는 점을 강력히 시사한다. HHV-6 및 이 질환에서 흔히 발견되는 다른 바이러스들을 표적으로 삼아 새롭게 표준화된 트랜스퍼 팩터를 이용해 수행 될 미래의 연구에서는 더욱 일관된 결과를 도출해 낼 수 있을 것이다.

매릴랜드(Maryland) 베데스다(Bethesda)의 국립 암 연구소(National Cancer Institute)의 폴 레빈(Paul Levine)은 1996년 ME/CFS의 치료에 있어 트랜스퍼 팩터의 사용에 관한 세 편의 연구를 출판했다. 그 세 기사는 바이오테라피(Biotherapy)라는 학술지의 한 호에 모두 실렸다. 그 중 둘은 이탈리아의 연구원인 지안카를로 핏자(Giancarlo Pizza) 및 그의 동료들과 공동으로 저술되었다. 레빈이 수행한 세 차례의 연구를 제외하면 트랜스퍼 팩터를 ME/CFS의 치료에 사용하는 가능성을 탐험한 연구는 단 한차례밖에 진행되지 않았다.

첫 보고서에서 레빈 박사는 엡스타인바 바이러스(Epstein-Barr Virus, EBV), 제 6형 인헤르페스(Human Herpes Virus-6, HHV-6), 거대세포바이러스(Cytomegalovirus, CMV)를 포함한 헤르페스 바이러스에만 적용되는 트랜스퍼 팩터가 ME/CFS 환자들에게 도움이 될 수 있다고 제시했는데 이는 그들이 이러한 병원체에 양성반응을 보이는 경향이 있기 때문이다. 나머지 두 개의 보고서에는 연구원들이 ME/CFS 환자들에게 트랜스퍼 팩터 치료법을 사용한 소규모 연구가 실려 있다.

이 중 한 연구에서는 아블라시(Ablashi)와 동료들이 HHV-6에 양성반응을 보인 두 명의 환자를 그 바이러스에 특화된 트랜스퍼 팩터로 치료했다(1996). 첫 번째 환자는 24세의 남학생이었다. 그는 HHV-

6 감염 이외에도 CMV 항체 수치가 청상치보다 올라가 있었고 ME/CFS와 관련된 전형적인 증상을 경험하고 있었다. ME/CFS 환자들은 대개 자연 살해 세포가 억제된 양상을 보이는데 반해 흥미롭게도 이 환자의 경우 자연 살해 세포의 수치가 올라가 있었다.

두 번째 환자는 ME/CFS의 증상을 가진 27세의 여학생이었고 두통, 집중장애, 기억력 문제 및 우울증이 있었다. 그녀는 또한 ME/CFS 환자에서 항상 나타나는 증상이 아닌 인후염과 림프절이 붓는 증상도 보였다. 뿐만 아니라 활성화된 HHV-6 감염 및 EBV 감염에도 양성반응을 보였다.

첫 번째 환자의 경우, 2개월간의 트랜스퍼 팩터 치료로 HHV-6 감염이 호전되는 결과를 보여주었다. 두 번째 환자도 마찬가지로 5개월의 치료 후 HHV-6감염과 EBV감염이 사라졌다.

임상적으로 첫 번째 환자는 HHV-6가 해결되었음에도 불구하고 개선의 기미가 보이지 않았다. 이와 반대로 두 번째 환자의 건강은 극적인 회복세를 보였다. 연구 담당자는 아래와 같이 말한다.

"두 번째 환자의 건강은 계속적으로 개선되었고 마침내 정상적인 활동을 할 수 있었다. 2년 후 그녀의 상태는 완전히 정상이 되었다."

왜 첫 번째 환자는 개선되지 않았고 두 번째 환자는 개선되었는지 그 이유는 알려져 있지 않다. 그러나 연구의 시작 시점에 두 사람이 보인 임상적 증상이 꽤 달랐으므로 개선의 임상적 표식자에 있어서 두 환자가 차이를 보였다는 것은 놀랍지 않다. 두 환자는 같은 증상(예를 들어 피로감)도 있었지만 서로 다른 증상(예를 들어 두 번째 환자는 인후염과 림프절 부기가 있었지만 첫 번째 환자는 그렇지 않았음)도 있었다. 두 환자 모두 HHV-6의 감염이 활성화된 상태였지만 두 번째 환자만이 EBV에 양성반응을 보였다. 그 두 사람 사이에 다른 점이 어디 이 것 뿐이었을까.

레빈과 동료들(드 빈치(De Vinci) 외, 1996)이 공동 수행한 두 번째 연구에서는 20명의 ME/CFS 환자에게 트랜스퍼 팩터가 주어졌다. 그 중 12명에게는 CMV와 EBV(전달인자 물질 1)에 특화된 전달인자가 주어졌고 6명에게는 광범위한 효능을 지닌 전달인자(전달인자 물질 2)가 주어졌으며 한 명은 EBV와 HHV-6에 특화된 전달인자(전달인자 물질 3)로 치료를 받았고 나머지 한 명은 전달인자 물질 1과 전달인자 물질 3을 함께 받았다. 이 중 몇몇 혹은 전원이 전달인자 물질을 경구 형식으로 투여 받은 것으로 보인다.

안타깝게도, 저자들은 이 연구에 '플라시보 조절 디자인'이 이용되었다고 하지만 그렇지 않은 것이 확실하다. 모든 환자들에게 실제 트랜스퍼 팩터가 투여된 것이다. 환자들 간에 차이점은 시간적 처리와 사용된 전달인자 추출물의 유형뿐이었다.

전달인자 물질 1을 투여 받은 12명 중 7명의 환자가 임상적 개선을 보였고 전달인자 물질 2를 투여 받은 6명 중 3명이 개선을 보였으며 전달인자 물질 3을 투여 받은 두 환자 모두(전달인자 물질 1을 받은 후 3을 받은 환자 포함) 개선을 보였다. 개선사항에는 인후염의 감소, 근육통과 관절염의 감소, 두통의 감소, 정신 집중력 향상이 포함되었다. 나열되어있지는 않으나 환자들의 진단을 고려했을 때 피로감의 정도 또한 하나의 관심 변수였을 것으로 추정할 수 있다. 명백한 증상의 악화로 인해 한 명의 환자가 중도에 포기했고 또 다른 한 명은 임상적으로 눈에 띄는 개선이 있었음에도 불구하고 여드름이 생겼다는 이유로 실험을 관두었다. 이전의 연구에서와 마찬가지로 임상적 개선은 HHV-6, CMV, EBV 등의 존재 여부와 일치하는 것은 아니었다.

종합하자면 이 연구가 방법론적으로 불완전하다는 사실과 연구 대상자들이 다양한 임상적 증상 및 바이러스를 보유하고 있다는 사실에도 불구하고 트랜스퍼 팩터는 환자들의 과반수(60%)에게 큰 효과를 보인 것으로 나타났다.

프라하의 연구원들(하나(Hana) 외, 1996)이 수행한 마지막 세 번째 연구에서는 ME/CFS의 증상을 보이는 222명의 환자들에게 트랜스퍼 팩터 치료법을 이용해 세포질 면역결핍(Cellular Immunodeficiency, CID)에 트랜스퍼 팩터가 미치는 영향을 연구했다. 이 환자들 중 일부는 심신을 쇠약하게 할 정도의 피로감 또는 EBV와 CMV에 감염되어 있었다. 기본적으로 CID는 면역 체계의 기능이 결핍된 상태를 총칭하는 말이다. 억제된 Th1(세포매개) 때문일 수도 있고 억제된 Th2(항체매개) 면역 활동 때문일 수도 있으며 두 가지 모두가 이유일 수도 있다.

연구 참가자들은 8주에 걸쳐 6차례의 트랜스퍼 팩터를 주사 형식으로 투여 받았다. 면역 체계 기능은 이 8주가 시작되기 전과 8주가 지난 후에 각각 측정되었다. 바이러스에 감염된 환자들에게는 면역 글로불린 항체-G 및 비타민 보충제가 추가로 투여되었다.

연구에 참석한 환자들의 연령은 17~77세로 광범위했다. 나이가 치료에 미치는 영향을 알아내기 위해 연구원들은 참가자들과 그들의 자료를 17세~43세(123명), 44세~53세(52명), 그리고 54~77세(47명) 이렇게 3개의 집단으로 나누었다.

트랜스퍼 팩터 치료법은 바이러스 활동의 감소, T세포 수의 증가,

그리고 임상적 증상의 개선이라는 측면에서 다수의 환자들에게 큰 효과가 있었다. 흥미롭게도 연령에 따라 트랜스퍼 팩터의 효과는 뚜렷한 차이를 보였다. 연구 담당자들은 아래와 같이 말했다(대괄호 안의 설명은 명확성을 더하기 위해 추가되었다).

"이모딘(Immodin)[트랜스퍼 팩터] 치료법을 사용한 후 환자들의 임상적 상태 검사 결과는 다음과 같다. A집단[가장 낮은 연령대]에서는 123명 중 98명이 완전히 회복했고 12명이 부분적으로 개선된 반면 13명(13.6%)은 회복세를 보이지 않았다. B집단[중간층 연령대]에서는 52명 중 27명이 완전히 회복했고 19명이 부분적 회복세를 보였으며 6명(11.5%)은 개선을 보이지 않았다. C집단[가장 높은 연령대]에서는 15명의 환자가 완전히 회복되었고 18명이 부분적으로 회복했으며 14명(29.8%)은 개선이 없었다."

이 연구의 자료는 트랜스퍼 팩터가 연구 대상자들에게, 특히 젊은 층에 큰 효과가 있었다는 것을 말해준다. 실제로 연구자들은 젊은 참가자들의 대다수가 완치되었다고 보았는데 이것이 의미하는 바는 모든 임상적 증상(피로감, 두통, 근육통 등)이 사라졌다는 의미이다.

트랜스퍼 팩터 치료법을 사용한 후 T세포 수가 증가하는 패턴은 나이와 관련된 임상적 개선과 비례하는 경향을 보였다. 연령층이 낮은 순서부터 차례대로 89%, 88%, 70%의 임상적 개선을 보였고 증가된 T세포의 수는 89%, 79%, 40%로 나타났다. 나이와 관계된 이러한 효과는 노화가 진행되면서 T세포의 수와 전반적인 면역 체계의 건강도가 줄어든다는 사실에 기인하는 것일 수 있다. 높은 연령대의 환자가 지닌 면역체계가 트랜스퍼 팩터와 같은 면역조절물질에 덜 반응하는 것일 뿐일 수 있다.

위의 실험에서 연구된 질환인 CID는 ME/CFS와는 구별되지만 림프구 개수가 낮은 ME/CFS 환자들과 특정한 부분집합을 공유하고 있다. 앞에서 언급했듯이 ME/CFS 환자들 중 낮은 림프구 개체수를 가지는 사람들도 있고 그렇지 않은 사람들도 있다. CID 환자들을 연구한 자료와 앞서 보았던 두 개의 소규모 연구는 ME/CFS 환자들 중에서도 특히 T세포와 자연 살해 세포를 포함한 림프구 개체수가 낮은 환자들에게 트랜스퍼 팩터 치료법의 효과를 기대할 수 있다는 것에 대한 설득력 있는 이유를 제공한다.

현재 ME/CFS에 대해 인정되는 실험적 표식자는 없다. 그러나 이 질환을 앓고 있는 환자들은 자연 살해 세포 수치 검사를 통해 자신들의 치료에 트랜스퍼 팩터를 포함시킬 것인지 아닌지의 여부에 대해 현명한 결정을 내릴 수 있다. 부족하지만 현재 이용 가능한 자료로 보았을 때 림프구 수가 낮은 환자의 경우 트랜스퍼 팩터의 면역력 신장 능력의 효과를 볼 가능성이 특히 높다는 사실을 거듭 말해 둔다.

ME/CFS의 치료에 있어 트랜스퍼 팩터의 사용에 관한 추가적 연구가 이루어질 것은 분명해 보인다. 현재 ME/CFS와 헤르페스 감염 및 Th1 매개의 면역 사이에 상관관계가 존재한다는 사실은 명확하다. 헤르페스 바이러스를 치료(다음 장에서 검토될 자료)하고 Th1 매개 면역반응을 강화시키는데 있어 트랜스퍼 팩터가 엄청난 유용성을 지녔다는 사실 또한 명백하다. 종합적으로, ME/CFS 환자들 중 활성화된 헤르페스 바이러스에 감염되었거나 Th1면역성이 떨어진 경우, 또는 두 가지 모두의 경우 트랜스퍼 팩터가 보일 수 있는 효능에 대해 적절히 통제된 연구를 수행할 수 있도록 자금이 제공되어야만 하는 합리적인 이유가 여기에 있다.

앞에서 논의했듯이 과학적 신조가 바뀌는 데는 시간이 걸린다. 질병통제예방센터는 2006년 대중들에게 ME/CFS에 대해 알리고 (이 당시에도 여전히 질병통제예방센터는 CFS라는 용어만을 사용했다)이 질환에 대한 근본적 사항들을 평가하려는 운동을 벌였다. 이 운동이 얼마만큼의 결실을 맺을지는 두고 볼 일이다.

섬유근육통(Fibromyalgia)

ME/CFS와 섬유근육통은 종종 함께 언급되는 주제이다. 피로, 두통, 뇌혼미, 과민성 대장 증후군, 수면 장애 등 겹치는 증상이 많은 반면 이 두 질환에는 분명한 차이점이 존재한다. 이들의 큰 차이점은 FM 환자들이 전신의 만성적 통증 민감성 상승 및 특정 신체부위의 쓰라림을 겪는다는 사실과 관련이 있다. FM 환자들의 신체에는 극도로 취약한 부분이 18군데(양 쪽에 9군데씩) 있다. 이 영역은 머리와 귀 뒤쪽 부분에서부터 무릎의 안쪽까지 이어지는데 각각 조금씩 거리를 두고 자리 잡고 있다. 미국 류머티스학 대학(American College of Rheumatology)에서 제공하는 지침서에는 이 중 11개 이상의 지점에 통증을 쉽게 느끼는 사람을 FM 환자로 진단하고 있다.

지금까지 FM 환자들에게 트랜스퍼 팩터를 사용한 연구는 존재하지 않는다. 다른 연구에 FM 환자들이 섞여 들어간 경우는 분명 있을 것이다. 최근 ME/CFS에 대한 연구가 면역 체계 장애에 초점을 두고 있는 반면 FM에 관한 연구는 뇌와 척수의 통증 신호 처리과정 및 근육 자체 내 통증 생성의 본질적 문제점을 밝혀내는 데 주력을 두고 있다. FM 환자들에게 있어 통증 신호의 전달에 관계된 뉴런(뇌세포의 일종)은 통증 신호에 민감해 지는 것으로 보인다. 효율적으로 통증 신호를 증폭시킴으로써 뉴런이 통증 신호에 매우 크게 반응하도록 만드는 것으로 보인다. 또한 건강한 실험 대상자들과 FM 환자들 사이에는 뇌에서 분비되는 도파민(뇌세포가 화학물질 전달을 위해 사용하는 물질) 패턴에 있어서의 차이도 있는 것으로 보인다. 도파민은 뉴런의 특화된 수용체와 결합되어 효력을 발휘한다. 도파민이 인간의 행동과 경험에 수행하는 궁극적 역할은 뇌의 어느 부위에서 그것이 작용하는지에 따라 달라진다. 특정 부위의 도파민 수치는 쾌감과 관련되어 있고 다른 부위에서는 움직임과 관계되며 어떤 부위에서는 뇌의 인지에 영향을 미치기도 한다.

맥길 대학 통증 연구 센터(McGill University Centre for Reasearch on Pain)의 연구원들(우드(Woode) 외, 2007)은 최근 FM 환자들이 통증에 대한 반응으로 기저핵을 포함한 뇌의 특정 부위에서 약한 도파민 증가를 보인다고 보고했다. 건강한 대조군에서는 보고된 통증의 수치가 높을수록 더 많은 양의 도파민 분비를 보였다. FM 환자들에 있어서는 그렇지 않았다. 실제로 그들은 건강한 대조군보다 더 높은 정도의 통증을 보고했지만 기저핵에서의 도파민 분비량은 더 적은 것으로 드러났다. 일부 FM 환자들의 도파민 수치는 감지할 수 없을 정도로 적은 변화를 보였다.

기저핵에서 분비되는 도파민 분비량의 감소는 다른 연구실에서 수행된 한 가지 연구를 설명하는데 도움이 될 수 있다. 독일의 연구원들(슈미트-윌크(Schmidt-Wilcke) 외, 2007)은 FM 환자들의 기저핵에서 회백질의 증가를 발견했다고 보고했다. 회백질은 뉴런의 일부분으로 도파민 신호를 받아들이는 세포를 말한다. 기저핵의 도파민 분비량이 낮으면 도파민 신호를 기다리던 뉴런들은 약한 신호를 감지하기 위한 노력으로 가지를 넓게 치게 되고 효과적으로 더 커지게 된다. 이론적으로 이것은 회백질의 증가로 이어진다. 그러므로 FM 환자들의 기저핵에 도파민의 양이 제한적이라면 회백질 부피의 증가가 기대되는 것이다.

FM 환자들에 있어 낮은 도파민 수치와 상승된 통증의 관계는 FM 환자들의 통증 완화에 일부 항우울제가 미치는 효과를 설명하는 데에도 도움이 될 수 있다. 전통적으로 그 효과는 세로토닌의 증가로부터 나오는 것으로 해석된다. 척수의 통증 신호 처리과정을 조절하는데 있어 세로토닌이 하는 역할을 고려한다면 이것은 사실일 지도 모른다. 그러나 뇌의 도파민 수치 증가가 이 효과의 원인일 수도 있다. 선택적 세로토닌재흡수저해제(Selective Serotonin Reuptake Inhibitors, SSRIs)를 포함한 모든 항우울제는 도파민 수치를 증가시켜 주는 것으로 보인다.

낮은 도파민 수치가 실제로 FM 환자들이 겪는 통증과 관련이 있다면 도파민 수치의 상승은 통증을 약화시키는 효과를 가져 올 것이다. 2005년, 워싱턴 디시의 류머티즘 학자인 홀먼(Holman)과 마이어스(Myers)는 뇌의 도파민 수치를 증가시켜주는 약인 프라미펙솔을 투여 받은 FM환자의 42%가 14주의 기간에 걸쳐 50% 이상의 통증 완화를 보였다고 보고했다. 대조적으로, 플라시보를 투여 받은 환자의 14% 만이 비슷한 통증 완화증세를 보였다.(홀먼과 마이어스(Holman and Myers), 2005)

현재 다수의 FM 환자들의 피로감 치료에 항우울제인 웰부트린

(Wellbutrin, 부프로피온 성분), 또는 기면증 치료제인 프로비질(Provigil, 모다피닐 성분)이 사용되고 있다. 이 두 약물의 효과는 주로 도파민 수치를 증가시킴으로써 나타난다(무리요-로드리게스(Murillo-Rodriguez) 외, 2007). 이 약물들이 환자의 통증을 경감시켜주기도 하는지는 흥미로운 주제일 것이다.

ME/CFS와 FM의 기저에 깔린 메커니즘에 대한 연구는 분명히 여러 가지 다른 방향으로 나아가고 있다. 최근의 한 연구에서는 FM의 근본적 이상측면은 뇌와 척수 내에 있는 통증 신호 처리과정에 있고 이는 아마도 감소된 도파민 분비 및 특정 뇌 영역의 크기와 구조상의 변화와도 관련이 있는 것일지도 모른다는 점을 시사하고 있다. ME/CFS의 경우와 마찬가지로 FM의 기저에 있는 근본적 이상측면은 감염이나 면역 기능 장애의 결과일 수도 있다. 그러나 이것은 아직 확인된 바 없다.

보충적 트랜스퍼 팩터가 가진 안전성과 잠재적 효과를 고려할 때 이를 의사의 지시에 따라 몇 달간 복용해 보는 것이 트랜스퍼 팩터가 FM 환자에게 도움이 되는지를 결정할 수 있는 최선의 방법이다.

류머티스성 관절염(Rheumatoid Arthritis)

류머티스성 관절염(RA)은 '관절의 염증'을 뜻하는 일반 관절염의 약 100 가지 종류 중 하나에 속한다. 관절염의 원인은 각 질환의 이름이 다양한 만큼 천차만별이다.

RA는 만성적으로 심신을 약화시키는 질환으로 신체가 관절에 위치한 자신의 세포를 공격하는 듯 한 증상을 보이고 염증과 통증을 유발한다. 약 50~95%의 성인 RA환자는 상승된 '류머티즘 인자' 수치에 양성반응을 보인다. 류머티즘 인자는 IgMRF라고도 불린다. 첫 장에서 면역 글로불린이 항체의 다른 말이라고 했던 것을 기억할 것이다. 일부 연구원들에 의하면 IgMRF 수치가 높다는 것의 의미는 Th2(항체매개) 반응이 지나치게 상승되어 염증을 일으킨다는 것이다. 즉, 항체가 면역세포들에게 자신의 세포를 공격하도록 지시하기 때문에 염증이 나타난다는 말이다.

움직일 수 있는 모든 관절에 있는 뼈의 말단은 윤활막이라 불리는 막으로 덮여있다. 면역세포들이 윤활막내의 액체로 들어가 자신의 세포를 공격하고 염증을 일으킬 때 류머티스성 관절염이 일어나는 것으로 여겨진다. 다른 연구원들은 Th2의 자기항체 생성 때문이 아니라 세포내의 병원체를 겨냥한 Th1 반응 때문에 염증이 생긴다고 믿는다.

RA와 관련된 면역 반응에 관여하는 전염증성 시토카인중 하나는 Th1 시토카인으로 종양 괴사 인자 또는 TNF라고 부른다. RA를 치료하는데 있어 현재 제약회사에서 주로 제공하는 접근법은 TNF의 수치를 낮추는 데 초점을 맞추는 것이다. 여기에 사용되는 약품에는 엔브렐(Enbrel), 레미케이드(Remicade), 휴미라(Humira) 등이 있다. 이 약물들은 RA와 관련된 면역 활동의 근본적인 원인을 겨냥하기 보다는 만성적으로 활성화되어있는 면역체계를 억제시키는 작용만을 한다. 증상을 치료하는 데에는 탁월한 효과를 보이지만 이 약물들로 인한 면역체계 억제는 해로운 부작용을 일으킬 수 있다는 것이 명확해지고 있다.

레미케이드와 휴미라(엔브렐은 실험에서 제외되었지만 비슷한 약이다)의 사용을 포함하는 몇 가지의 임상적 실험으로부터 나온 자료 분석이 마요 클리닉(Mayo Clinic)의 연구원들에 의해 2006년 미국의학협회 학술지(Journal of the American Medical Association)에 수록된 바 있다.

그들의 분석에 의하면 레미케이드와 휴미라로 치료를 받은 RA 환자들은 발암 확률이 3.3배 높아졌고 심각한 병에 감염될 확률이 두 배 높아졌다.

　TNF 차단제를 제조하는 회사들과 FDA도 이 우려사항에 대해 인식하고 있다. 이에 대한 정보는 엔브렐의 웹사이트(www.enbrel.com)에 명확히 소개되어 있다. 이 약물로 인해 나타날 수 있는 부작용은 '다발성 경화증, 발작, 눈 신경의 염증 등 심각한 신경계 장애'라고 언급되어 있다.

　또한 엔브렐에 관한 설명서에 쓰인 치료라는 단어의 오용에 주목해 주길 바란다. 면역억제제가 병을 치료하는 경우는 거의 없다. 다만 증상의 완화를 도울 뿐이다. 즉, 면역억제제에 의해 질병이 치료된 사람은 없다는 말이다. 마샬 앤 마샬(Marshall and Marshall, 2004)은 자가 면역 질환으로 추정되는 많은 질환이 세포내 병원체를 겨냥한 악화되고 불충분한 Th1 반응 때문이라는 의견을 내놓았는데 이것이 사실이라면 TNF로 Th1 반응을 억제시키는 것은 사실상 병을 더 연장시킬 뿐이고 심지어 더 악화시킬 수도 있다.

엔브렐을 복용하는 것에 대해 알아야 할 중요한 정보는 무엇인가?

　엔브렐은 종양괴사인자(TNF) 차단제라고 불리는 단백질의 일종으로 인체의 면역체계가 만들어내는 TNF라는 물질의 활동을 막아주는 역할을 한다. 류머티스성 관절염, 강직성 척추염, 건선성 관절염, 건선 등의 면역성 질환을 가진 환자들은 체내에 과다한 TNF를 가지고 있다. 엔브렐은 체내의 TNF 양을 정상으로 끌어내려 주어 질병의 치료를 돕는다. 그러나 이 과정에서 엔브렐은 당신의 면역체계가 감염을 퇴치하는 능력을 저하시킬 수도 있다.

엔브렐 뿐만 아니라 모든 약물은 부작용을 가지고 있다. 엔브렐이 일으킬 수 있는 부작용은 다음과 같다.

다발성 경화증, 발작, 눈 신경의 염증 등의 심각한 신경계 장애...

심각한(치명적인 경우도 있음) 혈액질환이 간혹 보고됨...

엔브렐을 포함한 모든 TNF 차단제에 대한 연구에 의하면 일반인에 비해 림프종(암의 일종)의 발병률이 높게 나타났다. 림프종의 위험은 류머티스성 관절염 환자들과 건선환자들에게 몇 배까지 높게 나타날 수 있다.

림프종의 발병에 있어 엔브렐을 포함한 모든 TNF 차단제가 하는 역할은 알려져 있지 않다...

JRA(소아 류머티스 관절염) 환자들과 수행한 연구에서 감염, 두통, 복통, 구토, 메스꺼움은 성인의 경우보다 빈번하게 나타났다.

RA의 기저에 있는 메커니즘이 무엇이건 간에, 어떤 경우에는 트랜스퍼 팩터가 효과가 있다는 연구가 있다. 조지스쿠(Georgescu)는 1985년에 RA의 관리에 있어 트랜스퍼 팩터의 이용을 검토하는 연구를 보고했다. 이것은 RA와 트랜스퍼 팩터 사용의 관계 분야에서 지금껏 가장 규모가 큰 연구로 남아있다. 50명의 여성이 2년 동안 관찰되었고 3개월마다 평가되었다. 환자들은 필요할 때마다 비스테로이드성 항염제로 치료를 받았고 첫 6개월 동안 일주일에 한 번씩, 그 후로는 한 달에 한 번씩 트랜스퍼 팩터를 주사 형식으로 투여 받았다. 보고서의 저자는 "훌륭하고 매우 좋은 결과가 35명의 환자(70%)에게서 나왔다."라고 보고하면서 다음과 같은 결론을 지었다.

"이 연구는 TF에 사용되는 특정한 면역요법이 RA의 치료에 있어 중요한 보조약이 된다는 것을 확인시켜 주었다."

소아 류머티스 관절염에 있어 트랜스퍼 팩터의 효과를 검토하는 세 차례의 소규모 연구가 1970년대에 수행되었고 그 중 2회는 긍정적 결과(카스(Kass) 외, 1974; 그론(Grohn) 외, 1976)가 1회는 부정적 결과(호예랄(Hoyeraal) 외 1978)가 나왔다. 흥미롭게도, 부정적 결과를 낳은 연구에 사용된 트랜스퍼 팩터 물질은 소아 류머티스 관절염의 증상을 개선하지 못했을 뿐만 아니라 트랜스퍼 팩터 투여 후 일반적으로 생길 것으로 기대되는 면역 활동의 변화를 가져오는 데에도 실패했다. 실제로 다수의 실험대상이 T세포 수치의 감소를 보였는데 이는 다른 여러 보고서에서 끊임없이 나타나는 트랜스퍼 팩터 치료법의 결과와는 반대 현상이었다. 이런 결과는 연구에 사용된 트랜스퍼 팩터 물질의 생존활성에 의문을 제기하기도 한다.

트랜스퍼 팩터가 긍정적 영향을 주는 경우 정확히 어떻게 그런 효과가 나는지는 알려져 있지 않다. 앞서 언급한바와 같이, 트랜스퍼 팩터가 면역 활동을 Th2 반응으로부터 Th1 반응 쪽으로 잡아당겨 일부 관절염의 근본이 되는 자기면역 활동을 효과적으로 진정시킴으로써 이 질환을 돕는 것일 수 있다. 또한, 트랜스퍼 팩터가 과도한 면역 반응을 직접적으로 억제함으로써 효과가 나타나는 것일 가능성도 있다. 이 문제는 후에 다시 논의하겠다. 추가적으로, 특정 형태의 관절염이 나타나는 원인은 세균 감염이라는 것이 오랫동안 추측되어왔는데 이 경우 치료를 위해서는 강력한 Th1 반응을 필요로 한다. 이러한 경우에는 인체가 기저에 있는 감염을 퇴치하는데 트랜스퍼 팩터가 도움을 줌으로써 관절염에 효과를 볼 수 있다.

앞서 논의한 의약품들과 같은 트랜스퍼 팩터가 TNF의 수치를 낮출 수 있다는 연구도 있다. 2005년 쿠바의 과학자들은 박테리아의 세포벽을 구성하는 물질인 지질다당류의 자극을 받아 백혈구에서 분비되는, TNF를 포함한 시토카인의 수치에 트랜스퍼 팩터가 미치는 영향에 관한 보고서를 발표했다(페르난데스-오르테가(Fernandez-Ortega) 외, 2005). 투석가능 백혈구 추출물(Dialyzable Leukocyte Extract)로부터 나온 트랜스퍼 팩터가 있을 때에는 TNF 분비가 억제되었다. 일 년 후 같은 연구실에서 비슷한 연구결과가 보고되었다. 트랜스퍼 팩터가 Th1 활동을 증가시키고 TNF가 Th1과 관련된 시토카인이라는 점을 고려할 때 이 효과가 일어나는 메커니즘은 분명하지 않고 반직관적이다.

휴미라, 레미케이드, 엔브렐과 같이 위험할 수 있는 의약품의 목적이 TNF를 억제하기위한 것이라는 점을 상기해보라. 트랜스퍼 팩터가 휴미라, 레미케이드 및 엔브렐보다 더 효과적인지 덜 효과적인지는 두고 볼 일이다. 그러나 다른 범주에 속한 이 물질들이 안전성에 있어 큰 차이를 보이는 점을 감안할 때, 그리고 면역 건강에 도움을 주는 트랜스퍼 팩터의 효과를 고려해 봤을 때, 설령 의약품에 비해 효능이 조금 떨어진다 하더라도 트랜스퍼 팩터가 확실히 선호될 것이다.

다발성 경화증
- Th1 면역반응 강화로 모든 병을 고칠 수 없다는 증거

다발성 경화증(MS)은 복잡한 질병이다. 그것은 성인이 되어서 주로 발병하는데 아동기나 청소년기에 시작되기도 한다. 남성보다는 여성에게서 나타날 확률이 높고 백인에게서 빈번히 발생한다. 일란성 쌍 둥이 중 한명이 이 질환을 가지고 있다면 나머지 한 명에게도 발병할 확률은 20~50%인데 이것은 이 병이 유전적 성향이 있음을 암시한 다. 2장에서 밝혔듯이 비타민D 결핍이 MS와 관련이 있다. 실제로 일 란성 쌍둥이 중 한명만 MS를 앓고 있는 경우 건강한 쪽이 햇빛을 많 이 쬐는 경향이 있다. 태양은 비타민D 합성에 있어 중요한 요소이다.

MS는 느리게 시작될 수도 있고 갑작스럽게 발병할 수도 있다. 이 것은 시간이 경과함에 따라 악화되는 진행성 질병이다. 초기에는 증 상이 악화와 완화의 패턴을 보이는 경향이 있고 이 시기에는 잠잠하 다가 갑작스럽게 악화되기를 반복한다. 시간이 지나면서 대부분의 환자들은 조금 더 주기적이고 계속적인 증상을 경험한다. 이 질병 자 체는 결국 약 50%의 치사율을 보이고, 이 질병으로 인해 자살하는 환자의 비율이 15%에 달한다.

MS는 뇌와 척수에 있는 대부분의 뉴런을 감싸고 있는 미엘린이라 불리는 지방질이 사라지는 증상이다. 뉴런은 화학물질을 분비함으 로써, 우리를 움직이게 하고 말하게 하는 근육들과 의사소통을 할 뿐 만 아니라 자신들끼리도 정보를 전달한다. 이 화학물질의 분비는 미 세한 전기 충격으로 시작되어 뉴런에서 길게 뻗어 나온 축삭돌기를 타고 내려간다. 축삭돌기는 다른 뉴런이나 근육을 향해 뻗어있는 팔 과 같다고 볼 수 있다. 뇌와 척수를 이루는 주요 세포들 중 한 종류인 교질세포에 의해 만들어지는 미엘린이 축삭돌기를 둘러싸고 있다. MS 환자들에게는 어떤 이유에서인지 미엘린이 손상되는 탈수초 현 상이 나타난다. 미엘린 없이는 전기충격이 축삭돌기를 통해 효과적 으로 이동할 수 없다. 전기충격 없이는 화학물질이 세포 간에 전달될 수 없다. 화학물질이 분비되지 않는다면 신호가 보내지지 않고 그렇게 되면 여기에 관련된 모든 활동이 진행되지 못하는 것이다.

탈수초 현상으로 인한 신호 전달의 문제가 MS의 증상을 일으키는 원인이다. 어떤 증상이 나타날 지는 어느 뉴런에 탈수초 현상이 일어났는지에 따라 달라진다. 운동 기능에 생기는 문제가 가장 명백하기 때문에 MS는 주로 움직임과 관련된 문제점으로 특징지어지는 경향이 있다. 그러나 영향을 받은 영역이 어디인가에 따라서 생각이나 정서와 관련된 숨은 증상들도 많이 있을 수 있다. 남성의 발기부전을 포함한 성기능 장애 및 저림, 얼얼함과 같은 촉각의 입력 또한 흔하다.

이 질환의 기저에 있는 탈수초 현상이 일어나는 원인은 밝혀지지 않았지만 인체의 면역세포들이 미엘린을 형성하는 교질세포를 일탈적으로 공격하는 자가 면역 과정이 개입되어있다는 것이 일반적 견해이다. 감염된 교질 세포를 없앨 목적으로 면역계가 교질세포를 공격하는 것일 가능성도 존재한다. 자가 항체로 여겨지는 항체들은 Th1과 세포내 항체의 싸움 후 남은 자가 세포와 병원체의 파편들에 대항해 생성되는 항체들일 수 있다. 다른 질환들과 마찬가지로 자가 면역이라는 용어는 병원체와 그것이 일으키는 면역반응에 대한 우리의 지식이 부족하다는 사실을 반영하는 말일 수고 있다. 이유가 어쨌건 MS 환자들에게 있어 탈수초 현상은 심각한 문제를 야기한다.

Th1/Th2 반응에 있어서의 근본적 불균형이 MS를 일으킬 수도 있다는 견해도 있다. 무엇이 원인이든 대부분의 면역 질환은 인체가 자기 자신을 보호하고 고치려할 때 Th1/Th2 불균형을 조장하기 때문이다. 이런 정의는 설명적이기보다는 묘사적이다. MS의 경우 면역 활동은 다른 자가 면역 질환들에 비해 Th2보다는 Th1 쪽으로 기우는 듯하다.

만약 MS가 전반적 면역 기능의 허약함이나 불균형으로 인한 것이거나 세포내의 감염에 의한 것이라면, 인체가 면역체계를 강화시키는 데 도움이 되고 Th1/Th2의 균형을 재정립하는 데 효과가 있는 트랜스퍼 팩터와 같은 물질로 치료를 하는 것이 치료에 도움이 될 것이다. 안타깝게도 지금까지는 이 방법이 사용되지 않았다. 트랜스퍼 팩터의 사용을 통해 MS의 증상을 개선하려는 몇몇의 연구가 있긴 했다. 한 연구에 따르면 증상 개선에 실패한 경우가 1976년에 한 건 (비언(Behan) 외, 1976) 있었다.

"MS 환자들의 친척들로부터, 그리고 혈연관계가 아닌 MS 임상 과정에 있는 기증자들로부터 추출한 트랜스퍼 팩터의 효과를 15명의 남성과 15명의 여성을 통해 연구했다. 일부 환자는 트랜스퍼 팩터를, 다른 환자들은 플라시보(생리식염수)를 투여 받았다. 서로 다른 신경학자들에 의해 3차례에 걸쳐 진행된 독립적 관찰의 결과와 환자들에 의한 주관적 평가는 트랜스퍼 팩터를 투여 받은 환자와 플라시보를 투여 받은 환자 사이에 차이점이 없다는 것을 보여주었다."

1978년, 56명의 MS 환자들에게 트랜스퍼 팩터 또는 플라시보를 투여해 이중맹검법으로 실시한 좀 더 공식적인 연구가 1년간 진행되었다. 이중맹검법이란 연구가 끝날 때까지 아무도 누가 무슨 약을 투여 받았는지 알지 못하는 실험법이다. 이 연구에서 아무도 개선이 이루어지지 않았다.

트랜스퍼 팩터의 효과가 드러나는 데에는 수개월, 또는 수년이 걸릴 가능성이 있다. 또한 병세를 뒤집어엎지는 못했지만 트랜스퍼 팩터가 가진 면역력 증진 효과가 병의 진행 속도를 늦추는 데 도움이 되는 것일 수도 있다. 실제로 이것이 사실임을 암시하는 몇몇의 연구가 이루어지기도 했다.

MS에 있어 트랜스퍼 팩터가 가지는 효율성에 관한 연구가 1986년 영국에서 이중맹검법으로 수행되었다. 연구자들(프리스(Frith) 외, 1986)은 트랜스퍼 팩터가 병의 진행속도를 늦추었다는 결론을 지었으나 이 효과는 치료를 시작한 지 18개월이 지나서야 뚜렷이 나타났다고 보고했다. 중요한 것은 트랜스퍼 팩터 치료법이 초기에는MS 환자들의 건강을 개선시키지 못했으나 다른 환자들에 비해 병의 진행이 약간 더딤을 보여주었다는 점이다.

현재 MS 치료에 있어 염증성 면역 반응으로부터 분비되는 자연적 시토카인에 기초를 둔 몇몇의 의약품들이 식약청의 승인을 받은 상태다. 그 중 하나인 레비프(Rebif)는 수년간 널리 이용되어왔다. INF 베타-1a성분의 레비프는 인터페론의 합성형태로 Th1과 관련된 면역세포가 의사소통을 하는 데 사용되는 여러 시토카인 중 하나이다. 인터페론은 바이러스성 감염 또는 세균성 감염에 대한 반응으로 면역세포에서 분비된다. 이것은 세포 장애성 T세포, 자연 살해세포, 대식세포의 생성을 자극하여 인체가 더 많은 Th1 활동을 하도록 유도한다. 인터페론의 중심적 역할은 새로운 면역세포들과 기존의 면역세포들에게 병원체가 있다는 사실을 알리는 것이다. 또한 감염된 체세포가 세포자멸사 또는 예정세포사 할 수 있도록 하는 역할도 한다. 죽은 체세포는 바이러스가 복제를 하는 데 사용할 수 없으므로 이런 경우에는 세포가 자신을 파괴함으로써 더 큰 이득이 될 수 있다.

인체로부터 더 많은 Th1 면역 활동을 유도하는 트랜스퍼 팩터가 MS 환자들에게는 큰 효능을 보이지 않는 듯 하지만 같은 역할을 하는 레비프와 같은 의약품은 효과가 있다는 데에는 대한 강력한 임상적 증거가 있다. 이 의약품들은 병의 악화를 감소시켜준다는 약속을 하고 있지만 질병이 진행되는 것을 멈추지는 못한다. 예를 들어, 560명의 환자에게 레비프 또는 플라시보를 사용해 2년간 지켜본 대규모의 연구가 있었다. 플라시보 투여 환자들과 비교해 레비프는 환자들의 재발 비율을 약 30% 줄여주었지만 병이 악화 또는 완화 패턴에서 일관적인 형태로 진행되는 것을 크게 늦추지는 못했다.

　스페인에서 진행된 최근의 연구(데 안드레스(de Andres) 외, 2007)에서는 레비프라는 의약품의 형태로 시중에 나와 있는 INF가 T세포의 하위 유형인 억제 T세포(Suppressor T-cells)의 활동을 자극한다는 것을 보여준다. 이 세포들은 항체를 만드는 역할 및 Th2 면역 반응의 중심적 역할을 하는 B세포들의 활동을 억제시킨다. 또한 B세포들은 일부 자가 면역 질환의 원인으로 여겨지는 항체를 생성하기도 한다. 그러므로 합성 INF는 궁극적으로 B세포들을 억제함으로써 자가 면역 반응의 감소를 초래하는 것이다. 레비프와 같은 의약품의 임상적 효과에 있어 B세포 억제가 하는 역할을 보여주는 추가적인 간접적 증거는 코르티코스테로이드가 MS환자들의 재발 기간을 줄여주는 데 도움이 된다는 사실이다. 코르티코스테로이드의 여러 효과들 중 하나는 B세포의 세포사를 유발하는 것인데 이는 자가 면역 반응을 진정시키는 방법들 중 하나인 것으로 보인다. 레비프와 코르티코스테로이드 둘 다 B세포 활동에 대해 억제효과를 가진다는 점을 고려하면 레비프가 가지는 일부 치료 효과는 이 방법을 통해서 일 것이다. 그러나 면역 반응을 억제하는 역할만을 하는 코르티코스테로이드와는 달리 레비프와 같은 약물은 Th1 면역을 증가시킴으로써 인체의 기저에 있는 감염을 해결하는데 도움을 줄 수도 있다.

중요한 것은, INF가 최근 발견된 Th17 세포의 활동을 억제할 수 있다는 것이다. Th17 세포는 MS와 같은 자가 면역성 질환의 병리생리학에 있어서 중요한 역할을 하는 것으로 여겨진다(스타인먼(Steinman), 2007). 이것은 레비프와 같은 INF 합성물질이 작용하는 추가적 메커니즘을 나타낼 수도 있다.

MS의 치료 요법으로 로우 도스 날트렉손(Low Dose Naltrexone, LDN)을 사용하는 것에 대한 관심이 증가하고 있다. LND와 유전인자가 면역체계에 미치는 영향이 유사하기 때문에 논의해 볼만한 가치가 있다. 날트렉손은 아편제수용체의 활성화를 막음으로써 아편 남용으로부터 얻어지는 쾌락을 차단하고 아편 과다복용으로 사망 직전까지 간 사람을 살려내는 데 유용하다. 훨씬 적은 용량(5mg vs. 50+mg)의 날트렉손은 아편제수용체의 미세한 차단을 만들어낸 후 인체가 항상성을 재정립하려고 하면 내생의 아편(엔도르핀) 활동을 증가시킨다. MS로부터 만성 라임병, 에이즈에 이르는 다양한 면역 관련 질환을 앓고 있는 환자들에게 이 과정이 상당한 임상적 도움이 될 것이라는 증거가 여기저기서 나오고 있다. 자연 살해 세포는 엔도르핀에 의해 활성화되고 이는 자연 살해 세포의 세포막에 있는 베타 엔도르핀 수용체를 통해서 일어난다는 사실이 이를 설명해주는 듯하다. 그러므로 LDN을 매일 밤 복용한 후 생기는 엔도르핀 활동에 있어서의 반동증가는 자연 살해 세포의 활동을 증가시킨다. 이것은 인체가 세포 내의 병원체를 퇴치하는 것을 도움으로써 전체 면역 반응을 Th1 방향으로 당기고 MS와 관련된 자기 면역 반응으로부터 멀어지게 하는 경향이 있다.

MS의 근본적 원인은 아직 알려지지 않았지만 최근 연구는 95%를 웃도는 대부분의 MS 환자들이 활성화된 HHV-6 감염에 양성반응을 보인다는 것을 나타냈다. HHV-6는 헤르페스 바이러스로 ME/CFS를 다룬 부분에서 언급한 바 있다. 만약 이 바이러스가 근본적 문제라면 HHV-6를 목표로 하는 면역 증진 약품을 사용하는 것이 환자들의 증상을 완화하는 데 도움이 될 것이다. HHV-6에 최적화된 트랜스퍼 팩터는 보충제의 형식으로 경구복용 할 수 있도록 현재 시중에 나와 있다. HHV-6 트랜스퍼 팩터 물질이 MS에 어떤 효과를 가지는지를 평가하는 연구는 지금껏 이루어진 적이 없다. 연구의 성패에 따라 HHV-6가 MS의 근본적 이상 측면에 영향을 미치는 것인지 아니면 일탈적인 면역 기능과 기회 감염에 대한 민감성에 대한 반영인지를 판단할 수 있도록 해 줄 수 있을 것이므로 이런 연구는 매우 유익할 것이다.

합성 화합물인 글라티라머 아세테이트가 MS에 가지는 긍정적 효과는 이 질환에 관계되는 병리생리학에 대한 통찰을 보여주므로 연구할 가치가 있다. 미국과 캐나다에서 코팍손(Copaxone)이라는 제품명으로 판매되는 글라티라머는 신경 세포를 감싸고 있는 미엘린에서 발견되는 네 가지 아미노산의 결합물이다. 앞서 논의했듯이 MS는 미엘린을 생성하는 교질 세포에의 공격과 관계되어있다. 전형적인 면역 반응에서 대식세포와 같은 세포들은 병원체를 완전히 감싸고 그것의 항원을 T세포에게 보여주어 병원체에 대한 추가적인 공격을 하도록 해준다. 글라티라머는 T세포에게 보여지는 미엘린 관련 항원을 다른 곳으로 쫓아낸다. 그 결과 면역체계는 미엘린 공격을 멈추도록 교묘히 속임을 당한다. 또한 글라티라머에 의해 생기는 과정은 특정 형태의 억제 세포가 뇌로 이동하도록 하는데 거기에서 미엘린에 대한 면역 반응이 추가적으로 억제된다. 임상 실험에서 글라티라머를 투여 받은 환자들이 2년에 걸쳐 30%의 증상 완화를 경험했다. 매일 주사해야 한다는 번거로움은 있지만 안정성은 기대 이상이었다.(이 결합물을 만든 연구원들이 작성한 메커니즘 검토를 보려면 아르논(Arnon)과 아하로니(Aharoni), 2004를 참고하라.)

요약하자면 MS는 축삭돌기를 둘러싼 미엘린의 겉 부분이 악화되면서 이 세포들이 신호를 보내고 움직임을 유발하고 감각정보(예: 촉각)를 전달하는 능력을 방해하는 질환이다. 이 장애는 면역 상의 문제인 듯 하지만 그것의 본질이 무엇인지는 명확하지 않다. 이용 가능한 증거에 따르면 MS의 치료에 있어 트랜스퍼 팩터는 큰 효용이 없는 것으로 보인다. 합성 INF(예: 레비프)와 저용량 아편제수용체 차단제(날트렉손)를 포함한 다른 면역조절물질은 효력이 있다.

현재 질병의 기저에 있는 특정 병원체를 목표로 하는 트랜스퍼 팩터는 아직 시도된 적이 없다. 질병을 일으키는 특정 병원체가 확인된다면 트랜스퍼 팩터가 최상의 해결책이 될 가능성이 있다. MS에 있어 가장 중요한 면역 세포들이 Th1/Th2의 구별을 넘어선 곳에 있을 가능성 또한 존재한다. 즉 억제 T세포의 활동저하(레세타(Leceta) 외, 2007)나 Th17 세포의 과다활동(스타인먼, 2007)이 원인이 될 수도 있다는 말이다.

트랜스퍼 팩터가 MS를 개선하지 못한다는 점을 고려할 때 이 부분은 간략히 한 문단으로 요약하거나 아예 싣지 않을 수도 있었다. 그러나 MS의 원인에 있어 알려진 점과 알려지지 않은 점들을 탐험함으로써 필자는 독자들이 트랜스퍼 팩터가 MS와 같은 질환을 치료하지 못한 것이 트랜스퍼 팩터 치료법의 열등함 때문이 아닌 질환 자체가 가진 복잡성에 기인한다는 사실을 알아주기를 바란다.

02

특정 바이러스, 세균, 마이코박테리아 그리고 곰팡이균의 치료에 있어서의 트랜스퍼 팩터

앞서 논의한 암, ME/CFS, FM, RA, MS 등은 원인을 이해하기 어려운 복잡한 질병들이다. 트랜스퍼 팩터는 일부 암 환자 및 ME/CFS 환자들에게 큰 효과가 있고 화학치료 동안에 생길 수 있는 기회 감염을 예방해 주기도 한다는 증거가 있다. FM과 MS를 앓고 있는 환자들에게는 효용성이 떨어지는데 이는 이 질환들의 근원이 되는 문제들에 대응하는 데 필요한 변화를 트랜스퍼 팩터가 생산해내지 못하기 때문이다. RA의 치료에 있어서도 전망이 있어 보인다.

결국 이 병들의 원인은 알려져 있지 않다. 실제로 똑같은 질환을 앓고 있는 환자들에게서도 임상적 증상과 생물학적 표식자에 있어 엄청난 차이가 있다. 한 RA 환자에게서 바이러스성 감염이 보인다고 해서 다른 환자도 그렇지는 않다. 일부 ME/CFS 연구 대상자들은 낮은 자연 살해 세포 수치를 포함한 불충분한 Th1 매개 면역 활동을 보인 반면 다른 참가자들은 정상적인 Th1 기능을 보였다. 그러므로 왜 트랜스퍼 팩터가 어떤 경우에는 효능을 보이고 어떤 경우에는 그렇지 않은지 판단하기가 어렵다. 원인이 알려지지 않은 면역 관련 질병을 치료하는 약물과 보충제의 효과를 평가하는 모든 임상적 연구의 해석에 있어서도 유사한 문제점이 있다.

이미 보았듯이 트랜스퍼 팩터가 효과가 있다는 가장 명확한 증거는 개별적 병원체에 그것이 미치는 영향을 평가할 때 보인다. 우리가 살펴본 연구들에서 모든 ME/CFS 환자들과 HHV-6나 CMV와 그에 수반되는 감염을 가진 환자들이 ME/CFS의 임상적 표식자에 있어 개선을 보이지는 않았지만 대다수가 그들이 가진 바이러스 감염을 해결했다. 점점 증가하는 바이러스 감염의 문제를 고려할 때 트랜스퍼 팩터가 바이러스에 효과가 있다는 점은 공중 보건의 입장에서 매우 중요한 의미를 가진다. 스티븐 복(Steven Bock)은 다음과 같이 말했다(2000).

"현대 의학에서 중이염, 홍역, 만성 피로, 엡스타인바 바이러스 (Epstein-Barr Virus, EBV), CMV, 후천성 면역결핍 증후군(AIDS), 간염, 웨스트나일(West Nile) 바이러스 등의 바이러스 감염에 대한 문제점이 점점 증가하고 있다. 우리는 인터페론에서부터 아지도타이미딘 (AZT), 리바비린, 리렌자에 이르는 치료 요법을 사용하고 있다. 그러나 이용 가능한 모든 첨단 기술의 면역 무기를 가지고도 우리는 이 전투에서 패하고 있다. 바이러스 감염의 치료의 근본적 단계에서 트랜스퍼 팩터가 효능을 제공하는 양상을 보인다."

제대로 정의되지 못한 질환을 연구하는 것에 비해 특정한 병원체를 목표로 트랜스퍼 팩터를 사용하는 임상적 연구에는 몇 가지 이점이 있다. 이 중 한 가지는 명확하다. 목표로 하는 병원체가 알려져 있고 치료 전 그 병원체의 존재를 입증할 수 있으며 치료 후 그 병원체의 존재 여부에 따라서 성패를 판단할 수 있다는 것이다. 대조군을 더해 실험하면 결과는 더 쉽게 해석이 가능하다. 두 번째 이점은 트랜스퍼 팩터를 특정 병원체에 최적화 시킬 수 있다는 것이다. 광범위한 효능을 가진 트랜스퍼 팩터는 Th1 매개의 면역 활동을 증진시켜 주지만 이것이 특정한 질환을 유발하는 병원체의 퇴치에 총력을 기울인다는 보장은 없다. 알려진 특정 병원체에 대한 트랜스퍼 팩터는 전반적 면역 활동을 상승시켜 줄 뿐만 아니라 그 면역 활동의 일부를 그 질환을 야기 시키는 특정 미생물로 향하게 하기도 한다.

여기서는 트랜스퍼 팩터가 면역체계로 하여금 특정 바이러스성 감염, 세균성 감염, 마이코박테리아성 감염 그리고 곰팡이 감염을 극복하도록 돕는 능력을 검토한 연구에 초점을 맞춰 볼 것이다.

헤르페스 바이러스

헤르페스 바이러스에는 얼굴과 생식기에 각각 발진을 일으키는 단순 포진 바이러스(HSV-1과 HSV-2), 수두와 대상포진을 일으키는 수두 대상 포진 바이러스(VZV), 거대세포바이러스(CMV), 단핵구증을 유발하는 엡스타인바 바이러스(EBV), 그리고 ME/CFS 및 MS와 같은 질환과 관련이 있는 HHV-6 A와 HHV-6 B를 포함하는 8가지 종류가 있다. 트랜스퍼 팩터가 면역체계로 하여금 이러한 바이러스들을 극복하도록 돕는 능력을 평가하는 연구는 압도적으로 긍정적인 결과를 산출해 냈다. 심지어 광범위한 효능을 내는 트랜스퍼 팩터 물질이 사용되었을 때도 마찬가지였다. 이를 보여주는 몇 가지 연구를 살펴보자.

칸(Khan)과 동료들(1981)은 16명을 대상으로 트랜스퍼 팩터가 HSV-1(구강 발진)과 HSV-2(생식기 발진)의 재발을 예방하는 능력을 검토했다. 환자들은 일주일마다 혹은 한 달마다 광범위한 약효를 내는 트랜스퍼 팩터를 투여 받았다. 치료 후, 8명의 환자에게서 발진이 완전히 사라졌고 나머지 8명은 발진의 빈도에 있어 상당한 감소를 보였다. 연구의 시작 시점에 참여자들 중 약 절반에게서 낮은 T세포 수치가 나타난 반면 트랜스퍼 팩터 치료 후 모든 참여자들의 T세포 수치가 높아졌다.

핏자 외(1996)의 연구에서는 22명의 생식기 발진 환자와 22명의 구강발진 환자를 포함한 총 44명의 재발성 HSV 발진 환자들이 HSV-1과 HSV-2에 특화된 트랜스퍼 팩터를 사용한 치료법에 긍정적으로 반응했다고 보고되었다. 같은 연구실에서 1996년(메두리 (Meduri) 외, 1996)에 발표된 연구는 HVS에 특화된 트랜스퍼 팩터가 눈 주위의 발진을 겪는 환자들의 발진 빈도를 감소시키는 능력을 증명했다.

현재 HSV-1과 HSV-2가 일으키는 발진의 빈도와 지속기간을 줄여주는 몇 가지 처방약들이 이용 가능하다. 이런 약들의 주요 유효 성분은 아시클로비르이다. 실제로 이용 가능한 형태로 인체에 전달되는 아시클로비르의 양은 약에 따라 상이하다. 아시클로비르가 효과가 있는가? 물론이다. 매일 복용 시, 발진의 빈도가 감소하고 지속기간이 단축되며 강도가 약화된다. 급성 발진시에만 복용했을 때, 지속기간은 단축되지만 연간 발생빈도에는 영향을 미치지 않는다. 이 약물은 안전성에 있어서도 만족스러운 것으로 보인다.

아시클로비르는 감염된 세포내에서 바이러스의 복제를 방해함으로써 효과를 발휘하는 듯하다. 헤르페스 바이러스는 자신의 DNA를 숙주세포의 DNA에 삽입해, 숙주세포를 바이러스 복제 공장으로 사용한다. 정확한 방법은 알려져 있지 않으나 아시클로비르는 이 과정을 방해한다. 그러나 이 약은 면역 기능을 향상시켜주는 것이 아니라 직접적으로 바이러스를 겨냥하므로 그 효과는 지속기간이 짧고 효과를 보기 위해서는 빈번히 복용되어야 한다. 또한 원래의 감염이 면역 약화로 인해 나타난 것이라면 아시클로비르가 근본적 문제를 해결해 주지는 못한다.

앞서 언급했듯이 트랜스퍼 팩터도 아시클로비르와 마찬가지로 헤르페스 발진의 빈도와 강도를 낮춰준다. 이 두 가지 접근법의 효능을 직접적으로 비교한 몇 가지의 연구사례가 있다. 에스트라다-파라(Estrada-Parra)와 동료들(1995)은 재발성 HSV-1 발진을 앓고 있는 20명의 환자들에게 트랜스퍼 팩터를 투여 했다. 이들 중 대부분은 이 연구에 참가하기 전 아시클로비르로 치료를 한 적이 있는 상태였다. 광범위한 효능을 가진 트랜스퍼 팩터는 환자들의 발진에 있어 빈도와 지속기간을 감소시켜 주었다. 이들을 지켜본 후 연구 담당자들은 아래와 같이 결론지었다.

"이 결과로 미루어보아 현재 단순포진 바이러스 1형의 치료에 있어 트랜스퍼 팩터를 치료제로 선택하는 것이 고려될 수도 있다."

위 연구의 결과는 트랜스퍼 팩터와 아시클로비르의 직접적 비교가 이루어지지 않았다는 점에서 제한적이다. 트랜스퍼 팩터의 우수성은 현재 치료 결과와 환자들의 과거 아시클로비르 및 다른 약물 복용

경험을 비교함으로써 추론될 수 있다.

1998년 같은 연구진들이 아동에게는 수두를 성인에게는 대상포진을 일으키는 헤르페스 바이러스인 VZV 치료에 있어 트랜스퍼 팩터와 아시클로비르의 효과를 직접적으로 비교한 연구 결과가 있다. 이 연구에서는 급성 대상포진을 앓는 28명의 환자들에게 7일간 트랜스퍼 팩터를 투여 한 후 14일간 관찰했다. 이 연구는 이중맹검법으로 진행되었는데, 이는 연구가 끝날 때까지 의사도 환자도 누가 어느 약물을 받았는지 모르게 하는 실험방법이다. 발진의 지속기간을 줄이는 데에는 트랜스퍼 팩터가 아시클로비르보다 우수했다. 또한 트랜스퍼 팩터는 도움 T세포의 수치를 증가시키고 다른 면역 기능 표식자들을 개선시킨데 반해 아시클로비르는 그렇지 않았다.

임상적 실험에 더해 전통적인 치료법에 실패한 헤르페스 감염 환자들이 트랜스퍼 팩터의 효능을 본 사례들이 실린 문헌도 발표된 바 있다. 이러한 사례들은 대단히 흥미롭고 시사하는 바가 많지만 이들로부터 포괄적 결론이 도출될 수는 없다.

존스(Jones)과 동료들로부터(1981),

"2년간 지속되며 반복되는 열, 발진, 복통, 관절통을 동반하는 병이 4세의 소년에게서 나타났다. 그는 엡스타인바 바이러스와 거대세포 바이러스(CMV)에 복합적으로 감염된 것으로 드러났다. 그의 증상들과 소변내 CMV, 그리고 CMV 항원에 대한 시험관내 림프구 반응의 부재가 2년간 지속되었다. 소(牛)의 트랜스퍼 팩터를 경구 복용한 후 임상적 증상과 바이러스뇨가 사라졌고 CMV에 대한 특정 면역성이 나타났다."

윈클맨(Winkelmann)과 동료들로부터(1984),

"면역반응성 질병인 혈소판감소자반, 수포성류천포창, 신증 그리고 용혈성 빈혈을 오랫동안 앓아온 29세의 여성이 전신 대상포진과 수두폐렴에 걸렸다. 보조호흡을 필요로 하는 호흡부전 또한 앓고 있었기에 흉부도 점차적으로 악화되고 있었다. 치료 중인 대상포진 환자로부터의 트랜스퍼 팩터를 투여 받음과 동시에 그녀는 빠르게 회복되었다. 이 환자와 같이 절박한 상황에 처한 사람에게는 이 치료법이 시도되어야 한다고 믿는다."

인간은 복잡한 동물이고, 단지 환자나 의사가 개선될 것이라고 믿는다는 이유로 실제로 개선이 일어나는 플라시보 효과를 포함한 혼재효과에 영향을 받기 쉽다. 실험용 동물들은 대게 이런 효과에 영향을 받지 않는다. 인간을 대상으로 실험했을 때와 마찬가지로, 실험용 동물들을 이용한 연구에서도 헤르페스 바이러스에 있어 특화된 전달인자의 강력한 효력이 입증되었다. 비자(Viza) (1986)는 실험용 쥐들을 치사량의 바이러스에 노출시키기 전 HSV-1과 HSV-2에 특화된 트랜스퍼 팩터를 투여함으로써 HSV-1과 HSV-2의 해로운 영향을 예방하는데 있어 트랜스퍼 팩터의 효능을 평가했다. HSV에 특화된 이 트랜스퍼 팩터 물질은 쥐들이 죽는 것을 막아주었다. 흥미롭게도 CMV에 특화된 트랜스퍼 팩터 물질은 치사량의 HSV로부터 쥐들을 보호하지 못했다.

위 실험의 결과는 특정 질병을 일으키는 병원체에 특화된 트랜스퍼 팩터 물질을 사용할 수 있을 때는 그렇게 해야 하는 이유를 잘 보여준다. 광범위한 효과를 내는 트랜스퍼 팩터는 전반적 면역체계를 증진시킴으로써 환자의 예후를 개선시켜 주기는 하지만 특정한 위협에 대해서는 그에 특화된 전달인자보다 덜 효과적이다.

트랜스퍼 팩터가 헤르페스 바이러스에 미치는 효과에 관한 연구결과는 아시클로비르의 한 형태인 발트렉스(Valtrex)라는 의약품을 만든 제약회사인 글락소스미스클라인(GlaxoSmithKline)사의 주장과 충돌한다. 발트렉스의 텔레비전 광고에서는 그것이 헤르페스 발진을 감소시켜 준다고 증명된 유일한 의약품이라 주장한다. 식약청으로부터 승인을 받은 약만이 법적으로 '의약품'이라는 이름을 가질 수 있다는 점을 감안할 때 틀린 주장은 아니다. 보충제는 여기에 해당되지 않는다. 그러나 헤르페스 바이러스에 특화된 전달인자와 아시클로비르를 정면으로 비교한 임상연구에서는 트랜스퍼 팩터의 효과가 더 우수하다는 사실을 보여주었다. 발트렉스 광고에서 그 약은 건강한 면역 체계를 가진 사람들만을 위한 것이라는 사실을 지적한다. 트랜스퍼 팩터의 경우에는 그렇지 않다. 헤르페스 발진을 겨냥한 아시클로비르와 트랜스퍼 팩터를 직접적으로 비교하는 연구에서 관찰되었듯이, 헤르페스 바이러스를 위한 트랜스퍼 팩터는 면역 표식자들을 개선시킴으로써 면역체계가 약한 환자들에게도 이상적이라는 사실을 보여준다.

ME/CFS를 이야기 하면서 언급했듯이 스탠포드 대학 의료센터 (Stanford University Medical Center)의 과학자들이 제시한 연구는 발간시클로비르(약품명: 발사이트)는 독감과 유사한 증상을 겪은 후 ME/CFS에 걸린 환자들과 HHV-6에 양성 반응을 보인 ME/CFS 환자들의 증상을 감소시키는 데 효과가 있음을 시사한다(코걸닉 외, 2006). 여기에 HHV-6에 특화된 전달인자를 추가하는 것이 증세 완화에 더 도움이 될지 검토해 보는 것도 흥미로울 것이다.

• **헤르페스와 관련된 두통**(재발성 단순 헤르페스 바이러스 뇌염)

헤르페스가 피부 주위의 세포를 감염시킬 때 대상포진과 구강/생식기 발진이 일어나고 이는 시각적으로 확인 가능하다. 헤르페스 바이러스가 신경다발 내에 잠복해 있다가 때때로 활성화 된다는 점을 고려할 때 헤르페스 발진은 피부 아래 또는 뇌 속을 포함해 신경다발이 끝나는 어느 부위이든지 발생해 표면적 징후는 드러내지 않고 통증만을 일으키는 것이 가능하다는 것을 짐작할 수 있다.

실제로 생식기 헤르페스에 감염된 10명의 여성 중 1명 이상이 첫 발진 동안 극심한 두통을 경험하는 것으로 추정된다. 클라인슈미트-드마스터즈(Kleinschmidt-DeMasters)와 길든(Gilden)(2001)은 대상 포진과 관련된 수두 대상 포진 바이러스, 단핵구증을 일으키는 엡스타인바 바이러스, HHV-6, 거대 세포 바이러스, 구강 발진과 관련된 HSV-1, 생식기 발진을 유발하는 HSV-2를 포함한 다양한 유형의 헤르페스 바이러스가 모두 겉으로 건강해 보이는 사람들에게 뇌염과 재발 뇌막염을 일으킬 수 있다고 보고했다. 그러므로 전 세계적으로 두통을 겪는 사람들 중 헤르페스와 관련된 두통이 차지하는 비율이 높다고 볼 수 있다.

아래의 인용구는 헤르페스 바이러스 관련 정보 웹사이트인 www.herpes-coldsores.com에 게시된 헤르페스 관련 두통의 경험담이다.

"나는 그야말로 연속으로 세 차례의 [헤르페스]발진을 겪었다. 그리고 어제는 두통으로 인해 정상적인 활동을 할 수 없었다. 턱부터 목 뒤쪽까지, 그리고 특히 앞쪽 전체에 큰 통증을 느꼈고 그것은 마치 군발성 두통과 같았다. 이 고통에 비할 수 있는 것은 아무것도 없다."

이런 종류의 두통을 겪은 사람들의 보고에 따르면 두통의 지속기간은 7~14일 정도이고 이것은 전형적인 헤르페스 발진 기간과 일치한다. 이 감염으로부터 오는 고통의 많은 부분이 실제로는 신경다발을 둘러싼 피복의 염증에 의해 유발되고 이는 다수의 통증 섬유가 척수/뇌로 이동하는 중에 자극을 느끼도록 하여 등과 머리에 극심한 고통을 야기하는 것일 수 있다. 이 시나리오는 명백한 손상 없이 특정 부위에 극심한 고통을 느끼는 환자들의 경우를 설명해 줄 수 있을 것이다. 이 통증은 통증 부위의 통증수용기가 활성화 되어서가 아닌 신경다발 전체의 염증으로 인해 일어난 관련통일 것이고 이는 MRI나 다른 스캔이 통증부위의 이상을 발견하지 못하는 지에 대한 설명을 제공해 줄 수 있을 것이다.

만약 환자의 재발성 두통과 헤르페스 감염이 동반질환이라면 헤르페스에 특화된 전달인자가 이런 증상의 빈도와 지속기간을 감소해 줄 수 있다고 믿을만한 충분한 근거가 있다. 헤르페스에 특화된 전달인자가 없을 시 헤르페스 바이러스를 위한 일반적 항바이러스제나 손쉽게 구입 가능한 광범위한 전달인자가 도움이 될 수 있을 것이다. 편두통에 머위가 작용하는 방식과 비슷하게 더 적은 횟수와 짧은 지속기간으로 효과가 나타날 것이다. 헤르페스와 관련된 구강 및 생식기 발진과 마찬가지로 헤르페스와 관련된 두통 역시 일단 면역체계가 강화되면 장기간 증상이 사라지는 것이 가능하다.

진균 감염 (Yeast infections)

트랜스퍼 팩터 물질이 진균 감염, 특히 만성 피부점막칸디다증 (Chronic Mucocutaneous Candidasis,CMC)의 범주에 속하는 감염에 미치는 효능을 관찰한 몇 차례의 연구가 수행되었다. 이 범주에 속하는 감염은 실제로 손톱과 발톱, 피부 및 점막에 일어나는 재발성 및 지속성 감염 등 다수의 상이한 질환을 반영한다. 이 감염은 일반적으로 효모의 칸디다(Candida) 속(屬)에 기인한다. 대부분의 환자들은 칸디다 류 효모에 대한 세포매개 면역이 약하다는 한 가지 공통점을 가진다. 이러한 약한 면역은 칸디다에만 국한된 것일 수도 있고 에이즈 환자들의 경우와 같이 전반적으로 약화된 Th1 면역 때문일 수도 있다.

트랜스퍼 팩터는 특정 병원체에 대한 세포매개(Th1) 면역을 유발 시키거나 복구시켜줄 수 있고 아마도 이것은 다른 어떤 방법보다 우수할 것이다. CMC 환자들이 칸디다에 대해 불완전한 세포매개 면역을 가진다는 점을 고려할 때 CMC를 앓는 사람들에게 트랜스퍼 팩터가 큰 도움을 주리라고 기대할 수 있다. 이것이 사실임을 시사하는 연구가 있다. 1996년, 마시(Masi)와 동료들은 15명의 CMC 환자를 치료하는데 있어 칸디다에 특화된 전달인자의 효능을 연구하여 보고한 바 있다. 지연형 과민성 테스트(Delayed Hypersensitivity Test)에 의해 증명된 바와 같이 연구의 시작점에 약 60%의 환자들이 칸디다에 대해 감지 가능한 세포매개 면역 반응을 보였다. 치료가 끝난 후 이 수치는 84%로 뛰어오르면서 트랜스퍼 팩터가 세포매개 면역을 증진시켜 주는 능력을 반영하였다. 연구자들에 따르면 15명 중 14명의 환자가 임상적 증상에 있어 개선을 보였고 이는 CMC 치료에 있어 트랜스퍼 팩터가 효과적이라는 사실을 시사한다.

칸디다 속의 효모는 또한 질내 진균감염, 질염 및 장내 효모 이상 성장을 유발하기도 한다. 이러한 질환들에 대한 트랜스퍼 팩터의 실효성은 아직 연구된바 없다. 그러나 논리적으로 봤을 때 효과가 있을 것으로 보인다. 칸디다에 적합하도록 실험용으로 유도된 세포매개 면역은 쥐들에 있어 칸디다 감염을 제거하는데 도움이 되는 것으로 보였다(피델(Fidel) 외, 1993). 질내 진균감염과 장내 진균 감염에 대한 트랜스퍼 팩터의 효과를 평가하는 연구가 곧 수행되기를 희망한다.

결핵 (Tuberculosis)

결핵(TB)은 두가지 종류의 마이코박테리아(Mycobacterium tuberculosis and Mycobacterium bovis, 결핵균과 소결핵균)에 의해서 유발된다. 마이코플라스마라고도 불리는 마이코박테리아는 일반 세균과는 달리 세포벽이 없다. 이는 면역체계가 세균을 감지하지 못하도록 방해하고 이 세균들이 면역세포를 포함한 건강한 세포 내에 숨을 수 있도록 해준다. 바이러스와 달리 마이코박테리아는 일부 항생제에 민감하다. TB의 경우 마이코박테리아 감염은 전통적으로 항생제를 결합한 장기간(6~9개월)의 치료가 행해졌다.

2007년 봄, TB 마이코박테리아 중 매우 약제 내성이 강한 종류가 존재한다는 사실이 미국 국민들에게 알려졌다. 이 소식은 질병통제예방센터에서 여행을 하지 않도록 조언했음에도 불구하고 비행기를 타고 해외 여행길에 오른 미국 변호사에 대한 보고로부터 나왔다. 이 보고는 부정확한 것으로 드러났고 그 환자는 치료 가능한 형태의 TB를 가지고 있었다. 그러나 이 일은 TB와 그것이 초래할 수 있는 위험에 대한 관심을 다시 모았다.

글락소스미스클라인(GlaxoSmithKline)사가 현재(2009년 1월) 결핵에 맞서 싸우는 더 나은 방법들을 찾는 것을 그들의 미래 목표들 중 하나로 설정했다는 사실은 TB 치료약이 잠재적으로 수익성이 좋을 것이라는 제약회사들의 견해를 보여준다(www.gsk.com).

BCG로 알려진 TB에 대한 백신이 존재한다. 그러나 미국 내 TB의 낮은 발병률로 인해 현재 이용되지 않고 있다.

로렌스(H.S. Lawrence) 박사에 의한 트랜스퍼 팩터의 첫 발견은 그가 세포매개 면역을 TB에 노출된 환자로부터 TB에 노출되지 않은 환자로 전달시키면서 일어난 것이었다. 그의 첫 발견은 복제를 거듭하며 큰 성공을 거두었다. 아프리카, 동유럽, 러시아 등의 빈발지역과 젊은 시절에 걸렸던 감염이 다시 나타나는 듯한 일본의 노년층을 제외하고는 전 세계적으로 TB의 발생률은 감소했다. TB가 부활할 경우, 심지어 약제 내성이 강한 종류라 해도 트랜스퍼 팩터가 경험이 없는 사람들을 감염으로부터 보호해 줄 수 있거나 적어도 강도를 줄여줄 수 있을 것이다. 또한 트랜스퍼 팩터는 현재의 항생제에 반응을 보이지 않는 감염을 포함한 활성 감염의 치료에 있어서도 효과가 있을 것으로 보인다.

로클린(Rocklin)(1975)은 TB에 감염된 한 환자에 대해 다음과 같이 보고했다.

"그 환자는 시험관 검사에서는 자신이 투여 받는 약에 반응을 보였으나 7개월 반 동안의 항결핵 치료 후 임상적으로나 세균학적으로나 반응이 없었다. 그녀는 투석 가능한 트랜스퍼 팩터를 3개월에 걸쳐 6차례 투여 받았고 이 기간 동안에 임상적으로, 세균학적으로 그리고 방사선사진 상으로 반응을 보였다."

적어도 TB를 치료하는데 있어 전통적인 항생제 치료 이외에 다른 선택사항이 있다는 사실은 위안이 된다.

인체 면역결핍 바이러스(Human Immunodeficiency Virus, HIV)

1983년 첫 진단 이래로 HIV 감염으로 인해 목숨을 잃은 사람은 세계적으로 2천만 명 이상이다. HIV는 레트로바이러스라고 불리는 범주에 속하는 바이러스이다. HIV는 리보핵산(RNA)의 형태로 유전적 정보를 담고 있는 구(球)형의 단백질로 이루어져 있다. 이 바이러스는 RNA를 DNA로 전환시켜 그 DNA를 숙주의 세포에 이어붙이는 능력을 가진 효소 또한 가지고 있다. 이 단계가 완료되면 숙주의 세포는 HIV를 복제하기 시작한다. 결국 숙주의 세포들은 바이러스를 세포 외액으로 분비하는 데 사용되고 그것은 다른 세포들을 감염시키게 된다.

HIV를 동성애와 관련짓는 보고가 널리 퍼져 있지만 남성간의 성적 접촉을 통한 바이러스 감염률은 40%에 지나지 않는다. 30%의 새로운 HIV 감염이 이성간의 성관계에서 나타나고 25%는 오염된 주사 바늘을 공유하는 것으로부터 나온다. 나머지는 임신 중 태아의 감염이다.

HIV 바이러스는 질, 음경, 항문, 그리고 드물게는 구강 내 점막의 접촉에 의해 옮겨진다. 바이러스가 이 점막에 있는 면역 세포에 달라붙어 림프절로 옮겨지면서 실제적 감염이 시작되는 것으로 보인다.

HIV는 주로 도움 T세포를 감염시킨다. HIV는 이 세포들의 막에 달라붙어 그 안으로 바이러스를 주입한다. 항공 교통 관제사와 같이 세포 반응을 지시하는 역할을 하는 세포들을 그 바이러스가 잠식함으로서 면역 체계를 무능화시킨다. 충분한 도움 T세포가 제 기능을 수행하지 못하면 면역체계는 HIV나 다른 병원체들과 효과적으로 싸움을 해나갈 수 없게 된다. HIV 바이러스는 도움 T세포뿐만이 아니라 자연 살해 세포와 대식세포에도 영향을 미친다. 대식세포는 죽지 않고 대량의 바이러스를 옮기는 능력이 있는 것으로 보이는데, 이것은 대식세포가 이 내적 위험요소의 저장소가 되어 무슨 일이 일어나고 있는지 모르는 전신의 도움 T세포로 바이러스를 확산시킨다는 것을 의미한다.

HIV 감염의 발병과 그것이 후천성 면역결핍증으로 완전히 진행되는 과정은 미국 국립 보건원에서 작성한 다음의 요약문에 잘 나타나 있다.

"치료되지 않은 HIV 질병은 면역 기능을 점진적으로 악화시키는 특성을 가진다. 전형적인 감염의 과정에서 가장 눈에 띄는 것은 CD4 양성(CD4+) T세포라 불리는 필수적인 면역세포가 망가지고 죽는 것이다... 감염되지 않고 건강한 사람은 대체로 혈액 내 1입방 밀리미터(mm3) 당 800~1,200개의 CD4+ T세포를 가진다. 치료되지 않은 HIV 감염 동안에는 이 세포의 수가 계속적으로 감소한다. CD4+ T세포의 수치가 200/mm3까지 떨어진 사람은 에이즈가 전형적으로 일으키는 기회성감염과 암에 특히 취약해지는데 이는 HIV 질병의 마지막 단계이다... 대부분의 과학자들은 HIV가 직접적으로 CD4+ T세포의 죽음을 유발함으로써 또는 그들의 정상적 기능을 방해함으로써 그리고 환자의 다른 면역 기능을 약화시키는 사건을 촉발시킴으로써 에이즈를 일으킨다고 생각한다. 예를 들어 HIV 감염 동안에는 인체의 면역 반응을 규제하는 신호전달 분자의 망이 방해를 받고 이것은 인체가 다른 감염을 퇴치하는 능력을 손상시킨다... HIV의 생활주기를 방해하는 약들이 임상적 질병을 늦춰줄 뿐만 아니라 CD+4 T세포와 면역 기능을 보호해 준다는 사실에서 HIV에 의한 면역억제가 확인된다."

다시 말해 HIV가 일으키는 대부분의 질병은 도움 T세포의 감염과 죽음으로부터 나온다. 일부 연구자들은 HIV와 싸우는 과정에서 면역체계가 피폐해져 도움 T세포 수의 감소가 일어난다고 믿기도 한다. 어쨌든 도움 T세포의 감소는 Th1 매개 면역 반응을 증가시키는 신체의 능력을 손상시킨다. 결국 감염에 대항하는 신체의 능력이 억제되어 감염과 암에 굴복해버리게 된다.

HIV는 복잡하고 빠르게 변형되는 바이러스이다. 그러므로 이 병의 치료나 백신을 이용한 예방은 지독히 어렵다. HIV를 치료하지 않고 방치하면 보통 10~12년에 걸쳐 완전한 에이즈로 진행되지만 개인의 전반적 건강상태나 주변 환경의 청결도에 따라서 진행속도는 매우 빨라지거나 느려지기도 한다.

HIV가 복제되고 퍼지는 데에는 긴 과정이 포함되며 이는 과학자들이 약물을 이용해 바이러스를 공격할 많은 기회를 제공한다. 어떤 약들은 바이러스가 도움 T세포와 결합되는 능력을 막는다. 다른 약들은 HIV의 유전 물질이 숙주의 DNA로 들어가지 못하도록 막는다. HIV의 치료제들 중 식약청에 의해 승인을 받은 대부분의 항바이러스제는 바이러스의 복제를 방해함으로써 그 효과를 나타낸다.

핵심적으로 HIV의 발병과 그것이 에이즈로 진행되는 과정은 Th1 매개의 면역 반응을 구성하는 세포들을, 특히 도움 T세포들을 약화시키는 공격을 포함한다. 트랜스퍼 팩터가 세포 장애성 T세포, 자연살해 세포, 대식세포뿐만이 아니라 도움T세포의 수치를 증가시키는 능력을 지녔다는 점을 감안할 때 HIV를 치료하는데 있어 트랜스퍼 팩터가 강력한 보조약의 역할을 할 수 있을 것이라고 기대하는 것은 합당해 보인다. 트랜스퍼 팩터만을 이용해 HIV를 물리칠 정도의 면역 체계 건강을 지탱하는 것은 무리가 있을지 모르지만, 도움 T세포의 수치를 에이즈로 넘어가는 임계 수치 이상으로 유지시켜 줌으로써 적어도 HIV가 에이즈로 진행되는 과정을 늦춰줄 수 있는 것으로 보인다.

HIV와 에이즈의 치료에 있어 트랜스퍼 팩터의 유용성을 검토한 연구의 수는 많지 않지만 현재 이용 가능한 자료상으로 봤을 때 긍정적으로 보인다. 캐리(Carey) 외(1987)는 건강한 대조군의 트랜스퍼 팩터가 HIV에 감염되어 완전히 에이즈로 진행된 9명의 환자의 면역 체계 기능에 미치는 영향을 평가했다. 그들은 아래와 같은 결론을 내렸다.

"에이즈에 감염된 환자에게 트랜스퍼 팩터를 투여했을 때 면역의 부분적 재건이 나타났다. 에이즈의 치료에 있어 이 면역 반응 변경인자의 임상적 효능을 검토할 추가적인 연구가 필요하다."

1996년 지안카를로 핏자와 동료들은 HIV에 감염된 25명의 환자들에게 HIV에 특화된 전달인자 물질을 경구 투여한 연구결과를 보고했다. 그들은 25명 중 20명에게서 임상적 개선 또는 임상적 표식자의 안정화가 나타났다는 사실에 주목했다. 흥미롭게도 트랜스퍼 팩터를 사용한 치료 동안에 모든 환자들의 도움 T세포가 증가하지는 않았다. 25명 중 11명에게서 세포 수 증가가 나타났고 다른 11명은 세포수의 감소를 보였다.

HIV 바이러스는 도움 T세포를 무능화 시키거나 정지시켜버리는 능력이 있다. 그러므로 이 세포들이 세포 수 측정값에는 포함되더라도 사실 쓸모없어진 셈이다. 아네르기라고 알려진 이 질환을 가진

14명의 환자 중 12명에게서 트랜스퍼 팩터 치료 동안에 도움 T세포들이 재활성화 되었다. 연구진은 다음과 같은 결론을 내렸다.

"이 예비 연구들은 항바이러스 약과 함께 HIV에 특화된 트랜스퍼 팩터를 경구 투여하는 것이 내성이 좋고 에이즈 환자들에게 효과가 있는 것으로 보이며 이는 추가적인 연구를 해 볼 이유를 제시해 준다."

같은 해 핏자와 동료들(레이즈(Raise) 외, 1996)은 일반적인 항바이러스제로 치료 받은 집단과 항바이러스제와 HIV에 특화된 전달인자를 복합적으로 투여 받은 집단을 직접적으로 비교하는 연구를 수행하여 그 결과를 보고하였다. 환자들은 지도부딘(Zidovudine)만을 투여 받거나 트랜스퍼 팩터와 지도부딘을 함께 투여 받았다. 지도부딘과 트랜스퍼 팩터를 함께 투여 받은 환자들이 세포 장애성 T세포의 수에 있어, 그리고 T세포 발생과 전반적인 Th1 면역 반응을 촉진시키는 중요한 전달자인 인터류킨-2의 수치에 있어 더 큰 상승을 보였다. 그러나 흥미롭게도 도움 T세포의 수에 있어서는 양쪽에 차이가 없었다.

2002년 러시아의 연구원들에 의해 보고된 연구 역시 트랜스퍼 팩터가 HIV의 치료에 중요한 역할을 한다는 것을 암시해 준다(그라니토브(Granitov) 외, 2002). 연구진은 시중에서 구할 수 있는 경구용 트랜스퍼 팩터 보충제를 투여한 HIV 환자들의 면역 세포 수치를 검토했다. 15명의 환자는 트랜스퍼 팩터로만 치료가 행해졌다. 10명의 대조군은 트랜스퍼 팩터를 사용하지 않고 HIV를 위한 항바이러스제로만 치료되었다. 치료는 7일간만 행해졌고 일주일 후 면역상태가 측정되었다.

트랜스퍼 팩터로 치료를 받은 집단의 대부분에게서 도움 T세포와 세포 장애성 T세포의 증가가 나타났다. 트랜스퍼 팩터 치료 집단에게서 시토카인 분비 패턴이 Th1 면역 활동을 촉진하는 방식으로 변경되었다. 15명의 참가자들 중 10명에게서 항체와 항원의 결합을 반영하는 순환면역복합체가 정상적 수치로 내려왔다. 대조군에서는 긍정적인 변화가 일어날 가능성과 부정적인 변화가 일어날 가능성이 비슷했다. 연구진들은 다음과 같이 말했다(그라니토브 외, 2002).

"우리는 트랜스퍼 팩터가 HIV에 감염된 환자들의 면역 상태를 상당히 개선시켜 주며 이 질병의 예방에 추천될 수 있다는 결론을 내렸다. 최적의 치료법, 치료 과정 반복의 필요성, 필요한 치료의 빈도를 결정하기 위해서는 추가적인 연구가 수행될 필요가 있다."

쿠바의 하바나에 위치한 생물학 연구 센터(Center for Biological Research)의 연구원들이 수행한 두 차례의 연구는 트랜스퍼 팩터가 HIV의 복제를 직접적으로 방해하는 능력이 있다는 것을 시사한다(오헤다(Ojeda) 외, 2000; 페르난데스-오르테가 외, 2004). 이 효과의 근원이 되는 메커니즘이 발견된다면 HIV 복제에 대해 높은 활성을 보이는 트랜스퍼 팩터 물질을 만들어내는 것이 가능할 지도 모른다. 이 물질이 현재 HIV의 퇴치에 사용되고 있는 다른 항바이러스제와 함께 사용된다면 매우 유용할 것이다.

HIV의 경우와 Th2 면역 활동의 과다 및 Th1 기능의 부족과 관련된 질병들의 경우에, 앞서 언급한 저용량의 날트렉손(LDN)과 같은 약물을 결합하는 것은 트랜스퍼 팩터의 효능을 증대시켜 줄 것으로 보인다. 저용량의 날트렉손에 의해 약간의 아편제수용체 차단이 일어나면 그에 대한 보상으로 인체의 엔도르핀 수치가 상승하게 된다. 자연 살해 세포는 엔도르핀과 베타-엔토르핀 수용체의 결합에 자극을 받아 활성화 되는 것으로 드러났다. 매우 안전한 이 약물을 저용량 사용함으로써 자연 살해 세포의 활동이 증가되는 것이다. 이 다음으로 무슨 일이 일어나는 지는 정확하지 않지만 면역 기능이 전체적으로 세포매개 방향으로 이동하는 것은 자연 살해 세포의 활동에 의해 발생되는 것일 가능성이 높다. 이 과정은 인체가 HIV로부터 어느 정도의 통제권을 얻어내어 다시금 싸울 수 있도록 도와준다. HIV에 대한 LDN의 임상적 연구는 의학 박사인 재클린 맥캔들리스(Jaquelyn McCandless)와 박사 잭 지머맨(Jack Zimmerman)이라는 부부로 이루어진 팀에 의해 현재 말리(Mali)에서 진행되고 있다.

검증된 안전성, 기회성 감염을 예방하는 능력, T세포 수치에 미치는 영향, 시토카인 분비 능력, 그리고 낮은 가격을 고려하면 트랜스퍼 팩터가 HIV와 에이즈 환자들에게 사용되는 것이 조심스럽게 고려되어야 한다. 특히 다른 치료 방법에 대한 접근이 제한된 환자들에게는 더욱 그러하다.

• 트랜스퍼 팩터와 HIV 백신

약물 개발이나 과학 전반에 있어 시간이 지난다고 해서 항상 옳은 깨달음이 찾아오는 것은 아니다. 잘못된 시작과 막다른 길은 무시하고 역사적으로 계속 진행되고 있는 점들을 연결해 최적을 만들고자 하는 생각은 항상 유혹적이다. 백신의 개발에 있어 HIV 백신 연구자들은 2008년에 막다른 길에 다다른 것으로 보인다. 잘못된 논리적 전제에 의해 시작이 잘못된 것이다. HIV를 다루는 데에 최적의 방법은 백신이 아니다. HIV를 물리치기 위해서는 세포매개의 면역이 이루어져야 하는데 본질적으로 백신은, 적어도 현재의 백신은, 그 역할을 하지 못한다. 그러나 백신은 항체매개의 면역을 일으키는 데는 효과가 있는데 이는 어떤 경우에는 도움이 되지만 HIV와 같이 몰래 찾아오는 바이러스들에 있어서는 질병을 더욱 무르익게 만든다.

HIV를 퇴치하기 위해서는 다른 바이러스들보다 훨씬 더 많은 양의 세포매개의 Th1 면역을 필요로 한다. HIV는 신체의 표면 근처에 있는 대식세포 안으로 올라타서 림프절로 몰래 이동한 후 Th1 세포를 감염시켜 병을 유발한다. 이렇게 되면 항체가 자신들의 기능을 수행할 시간이 거의 없어진다. 실제로 백신에 의해 유도되는 항체매개 면역 활동의 증가는 자원이 세포매개의 면역 활동으로 가는 것을 일시적으로 감소시켜 주어 HIV의 침투를 더 쉽게 만들어 줄 가능성이 있다.

이런 시나리오는 2008년에 HIV를 겨냥해 머크사와 국립 보건원(Merck-NIH)이 공동으로 개발한 V520이라는 백신이 HIV의 위험을 줄여주기 보다는 증가시키는 것으로 드러난 이유를 설명해 줄 수 있다. 이 백신의 목표는 어떻게든 HIV에 대한 세포매개 면역을 유발하는 데에 있었다. 최근에 쓰여진 책의 저자가 이 논리를 설명한 원고가 여기에 있다(화이트(White), 2008a).

"V520은 비활성화된 감기바이러스로 구성된다. 이 경우에는 바이러스의 껍데기에 위치한 단백질이 아닌 HIV 바이러스의 내부 내용물과 관련이 있는 단백질을 발현하도록 수정된 아데노바이러스-5로 구성된 것이다.. V520이 CD8+ 세포 장애성 T세포로 하여금 HIV의 내부 구성물질에 감염된 건강한 체세포를 인식하여 파괴하도록 하는 것이 우리의 바람이었다. 다시 말해, 어떻게든 HIV에 대한 세포 매개 면역을 일으키기를 희망했던 것이다. 이 일은 일어나지 않았다."

아마도 백신의 본질이 세포매개가 아닌 항체매개의 면역을 촉발하는 데에 최고의 능력을 가지고 있기 때문에 이 백신은 역효과를 낳았다. 백신에 사용된 감기 바이러스에 이전에 노출된 적이 있는 사람들은, 특히 포경수술을 하지 않은 남성의 경우라면 HIV에 감염될 위험이 더욱 증가된다. 논리적으로 이것은 그 백신으로 증가시키려 했던 세포매개 면역 반응을 의도치 않게 억제했다는 것을 암시한다. 화이트는 다음과 같이 말했다(2008a).

"머크의 V520과 같은 백신은 환자들의 세포매개 면역을 방해함으로써 실제로 HIV에게 유리한 조건을 제공할 가능성이 높다. 이 가설은 백신에 사용된 아데노바이러스-5 감기 바이러스에 이전에 노출된 경험이 있는 환자들이 V520 백신을 맞은 후 HIV에 감염될 위험이 더 높아진다는 사실로 뒷받침 된다. 아마도 이전에 이 바이러스에 노출된 사람들이 더 강한 항체매개 반응을 보일 것이고 그러므로 같은 감기 바이러스에 재노출 되었을 때 더 약화된 세포매개 반응을 보이는 것일 수 있다."

위의 가설을 뒷받침하는 최근의 연구가 있다. 벤라레치(Benlahrech)와 동료들(2009)은 이전에 아데노바이러스에 노출된 경험이 있는 환자들이 동일한 바이러스에 재노출 되었을 때 이는 아데노바이러스에 맞춤화된 CD4 도움 세포의 발현을 증가시키고 이 세포들이 점막으로 이동하는 것을 부추겨 HIV 감염의 추가적 타겟이 되도록 한다고 보고했다.

V520의 실패 후 일부 연구원들은 HIV 예방에 대한 세포매개 접근법의 잠재적 가치가 전반적으로 불확실한 것이라는 점을 시사했다. V520을 평가한 스텝 스터디(Step Study)라는 연구를 발표한 의학 학술지인 더 랜싯(The Lancet)의 편집자에게 필자는 스텝 스터디의 실패는 HIV를 다루는 데 있어 세포매개 접근법의 가치에 대해 기여하는 바가 거의 없다는 주장을 하는 편지를 보냈다. 그 편지로부터의 발췌문이 아래에 있다(화이트, 2009).

"스텝 스터디의 실패와 HIV 백신 연구의 미래 방향성에 대해 논의할 때 스텝 스터디가 HIV 예방을 위한 세포매개 접근법의 활용에 대한 완벽한 시험을 제시한다는 잘못된 추정에 근거를 두지 않는 것은 매우 중요하다. 그것은 완벽한 시험이 아니다. 실제로 스텝 스터디가 실패한 핵심적 원인이 세포매개 면역의 유도라는 목적보다는 그 연구에 사용된 백신일 가능성이 높다."

이 편지에 트랜스퍼 팩터에 대한 언급은 없지만 HIV를 예방하는 데 있어 세포매개 면역 접근법의 가치를 평가하기에 트랜스퍼 팩터는 논리적으로 합당한 수단이다. HIV에 특화된 전달인자가 HIV 백신으로써의 역할을 할 수 있을까? 이 장의 초반에서 HIV 감염을 치료하는데 있어 트랜스퍼 팩터의 유용성을 살펴본 바 있다. HIV 예방

책으로서 트랜스퍼 팩터의 잠재적 사용을 검토한 화이트(2008a)로 부터의 발췌록이 아래에 있다.

"연구 대상자들이 HIV에 노출되기 전 HIV에 특화된 전달인자를 투여 받는다면 HIV에 감염될 가능성은 크게 줄어들 것이고 비정상적이고 불필요한 항체매개 면역 활동의 급증도 없을 것이다. 이론적으로 소의 초유나 달걀노른자로부터 추출해 경구 투여된 트랜스퍼 팩터는 세포매개의 면역 경로로 하여금 HIV에 감염된 세포들을 쫓아가 파괴시키도록 만들 것이다. 트랜스퍼 팩터 분자의 한 부분은 감염된 세포의 표면에 있는 항원과 결합하고 또 다른 부분은 CD4+ 도움 T세포와 결합해 그들이 공격을 개시하도록 할 것이다. HIV에 노출되기 전 신체에 이런 지시사항이 들어와 있다면 바이러스의 접근을 막고 통제권을 빼앗기지 않을 수 있을 것이다."

요약하자면 HIV 백신보다 트랜스퍼 팩터가 연구대상들에게 HIV에 대한 면역력을 주는 역할을 더 잘 수행할 가능성이 있다는 것이다. 현재 가장 발전된 백신은 실패했거나 HIV 감염의 가능성을 더 증가시켰다. 심지어 전설적인 백신 연구가인 조나스 솔크(Jonas Salk)조차도 효과적인 HIV 백신을 만드는 데 실패했다(골먼(Gorman)과 박(Park), 1995). HIV에 특화된 전달인자가 HIV 감염을 예방해 주는 능력을 평가한 이렇다 할 연구는 아직 수행된 바 없지만 트랜스퍼 팩터가 HIV의 치료에 효과가 있다는 것을 암시하는 연구 결과는 존재한다. HIV에 특화된 전달인자가 감염을 예방하는 능력을 평가하는 연구가 곧 수행되기를 희망한다.

• HIV와의 싸움에서 세포매개 면역의 중요성에 대한 예상치 못한 증거

2008년 가을, 백혈병과 HIV를 동시에 앓고 있던 독일에 사는 한 미국인 환자가 독특한 기증자로부터 골수 이식을 받은 후 두 질환이 완치되는 일이 있었다고 한다. 기증자는 HIV가 그의 건강한 세포에 침입하지 못하는 매우 희귀한 유전변이를 가지고 있었다. 달리 말해, 그 유전적 이상이 내재적 세포매개 면역을 HIV로 가져다주는 것이다. 본질적으로, 이 특정 기증자로부터 HIV 환자로 골수를 이식함으로써 그 환자는 HIV를 막을 수 있는 새로운 면역체계를 발달시킨 것이다.

이 보고가 있은 후 화이트(2008b)는 그 연구 결과로부터 알 수 있는 HIV의 치료와 예방에 있어 세포매개 면역이 하는 역할을 검토한 기사를 써 메디컬 뉴스 투데이(Medical News Today)라는 웹사이트에 게재했다. HIV를 다루기 위해 면역체계를 재설정 하는데 있어 골수 이식의 합리적 대안으로 트랜스퍼 팩터가 제공된다. 아래에 발췌문이 있다.

"골수 이식은 HIV에 맞서 싸울 수 있는 면역 체계를 재건하는 가장 효과적이고 편한 방법이 아닐 수도 있다. 환자의 목숨을 크게 위협하지 않으면서 면역 체계를 재설정하는 다른 방법들이 존재한다. 백신이 그런 접근법의 하나가 될 수 있으나 그것은 지금까지 효과가 없었고 심지어 HIV에 감염될 위험이 있는 사람들에게 해로울 수도 있는 것으로 나타났다. 백신은 면역체계가 바이러스의 표면에 있는 단백질이나 항원들에 대한 항체를 생성하도록 함으로써 면역 체계를 재프로그램화한다. 바이러스가 숙주의 세포에 침입하기 전 항체들이 보호할 수는 있지만 일단 숙주 세포들이 감염된 후에는 면역 체계를 숙주 세포로 데려가기 위해 트랜스퍼 팩터가 필요하다… 이에 대한 추가적인 연구는 도움이 될 것이다. 그러나 이미 이루어진 연구에 따르면 이 기술을 이용하여 말 그대로 면역을 감염원에게로 전달할 수 있다. 감염이 시작되고 난 후에는 감염을 퇴치하는데 있어 트랜스퍼 팩터가 꽤 효과적이다. HIV는 관련 없는 세포내 병원체 인 라임병 등과 함께 세포매개 경로를 억제하면서 동시에 항체매개 의 경로를 활성화시킨다. 이것은 병원체들이 숨을 수 있도록 해준다. 이 특정 병원체들을 겨냥한 트랜스퍼 팩터는 면역체계가 숨은 병원체를 찾아 나서도록 만들고 그 과정에서 항체매개 반응을 인체로부터 멀리 떨어트려 옳은 길로 가도록 해준다."

HIV에 대한 내재적 세포매개 면역을 발현해 HIV를 물리치도록 만들어 주는 유전적 이상의 존재는 HIV 예방에 있어 세포매개 면역 접근법이 효과가 있을 수도 있다는 강력한 근거를 제시해 준다. 현재 이 질병과의 싸움에서 세포매개 면역의 활용을 평가하는 데 있어 이용 가능한 최고의 수단은 트랜스퍼 팩터이다.

헬리코박터 파일로리균과 궤양
복부나 내장의 궤양, 또는 구멍은 복통의 일반적 원인이다. 한때 는 스트레스나 나쁜 식습관이 주요 원인이라 여겨졌지만 현재는 헬리코박터 파일로리균(H. Pylori)이라 불리는 박테리아의 감염이 문제의 원인이라는 데에 의견이 모아진다. 질병예방통제센터에 의하면 90%이상의 십이지장궤양과 80% 정도의 위궤양이 헬리코박터 파일로리균에 의한 것이다. 식약청이 승인한 궤양 치료약은 8가지가 있는데 모두 제산제와 항생제가 결합된 형태이다.

러시아 보건부에서 2004년 발표한 보고서는 헬리코박터 파일로리균과 관련된 궤양의 있어 트랜스퍼 팩터의 유용성을 평가하는 임상적 연구로부터의 결과를 요약하고 있다. 비록 불완전하지만(진정한 대조군의 부재) 그 결과는 흥미로우며 헬리코박터 파일로리균과 관련된 궤양에 있어 트랜스퍼 팩터가 전망 있는 치료법이 될 수도 있다는 것을 암시해 준다.

헬리코박터 파일로리균과 관련된 십이지장궤양 환자 35명이 두 집단으로 나뉘었다. 첫 번째 집단(15명)은 오메프라졸(미국에서는 프릴로섹(Prilosec)이라는 이름으로 판매됨)과 두 종류의 항생제(아목시실린과 클래리스로마이신)를 10일간 복용하였다. 두 번째 집단은 앞서 언급한 약들과 시중에서 판매되는 트랜스퍼 팩터 물질을 30일간 복용했다. 일반 의약품들만 복용한 집단에 비해 트랜스퍼 팩터를 복용한 집단에서의 회복의 속도가 더 빨랐고 자연 살해 세포와 T세포의 수치에 있어 더 큰 개선을 보였다. 항생제만으로 치료했을 때 연구 대상자 73%에게서 헬리코박터 파일로리균 감염이 제거되었다. 항생제와 트랜스퍼 팩터를 동시에 사용한 경우 95%의 환자에게서 헬리코박터 파일로리균이 제거되었다.

종합적으로 위의 자료는 헬리코박터 파일로리균과 관련된 궤양을 치료하는데 있어 트랜스퍼 팩터가 효과적이고 중요한 역할을 할 수 있다는 사실을 보여준다.

03
세균 및 바이러스의
대규모 발병에 대한
트랜스퍼 팩터의 사용

트랜스퍼 팩터는 세포매개 면역을 한 숙주에서 다른 숙주로 전달해 줄 수 있다고 해서 붙여진 이름이다. 이 능력은 앞서 논의한 TB의 연구에서 강조된다. 트랜스퍼 팩터는 어떻게 이런 기능을 수행할까?

트랜스퍼 팩터는 바이러스, 마이코박테리아, CWD-박테리아와 같은 세포내 병원체에 대항해 신체가 싸우도록 대비시켜주고 병이 뿌리내리기 전에 진압해주는 역할을 하는 것으로 보인다. 트랜스퍼 팩터는 면역과 관련 없는 백혈구를 면역과 관련 있는 백혈구로 바꾸어 주고 새로운 도움 T세포 및 세포장애성 T세포, 자연 살해 세포, 대식세포를 탄생하도록 자극해 준다. 트랜스퍼 팩터는 T세포의 수치를 증가시킨 후 새로 생겨난 T세포들을 목표물 쪽으로 보낸다. 이 과정은 새로운 T세포들에 의해 발현된 항원 수용체의 본질에 영향을 미침으로써 일어나는 것으로 추정된다. 게다가 트랜스퍼 팩터는 감염된 체세포에 있는 항원과 결합함으로써 세포 장애성 T세포가 감염된 세포를 겨냥해 파괴할 수 있도록 색으로 표시를 해 준다.

　본질적으로 보충적 전달인자는 특정 질병을 처음 앓는 환자가 면역 전투를 하는 과정에서 트랜스퍼 팩터를 생성하는 면역 반응을 생략하도록 해준다. 트랜스퍼 팩터는 원래 어느 숙주에게서 그 전투가 일어났는지에 상관없이 과거 면역 전투의 '기억'을 전달해 준다. 트랜스퍼 팩터를 투여 받는 사람의 면역체계는 이미 그 병원체에 노출된 적이 있고 그러므로 같은 병원체가 몸속으로 침입했을 때 즉각적으로 반응하게 된다. 병원체가 침투하기 전에 미리 면역체계를 준비함으로써 트랜스퍼 팩터는 감염원이 퍼지는 데 있어 결정적인 기습공격이라는 요인을 제거해 주고 바이러스, 마이코박테리아 및 CWD-박테리아에 의한 세포 침입을 예방해준다.

　트랜스퍼 팩터의 면역전달 능력이 질병을 예방하는 데에 사용된 흥미로운 예를 하나 살펴보자. 1980년, 스틸(Steele)과 동료들은 어린 백혈병 환자들이 VZV 바이러스로 인해 발생되는 수두에 면역력을 가지도록 하기 위해 트랜스퍼 팩터를 사용했다. 연구진은 다음과 같이 말했다.

"트랜스퍼 팩터의 임상적 효능을 알아보기 위해 고안된 이중맹검법을 이용해, 백혈병을 앓고 있으면서 수두에 대한 면역력이 없는 61명의 환자에게 투석할 수 있는 트랜스퍼 팩터 또는 플라시보를 투여했고 12~30개월 동안 관찰했다. 트랜스퍼 팩터를 사용한 집단에서 15명, 플라시보를 사용한 집단에서 15명이 수두대상포진바이러스에 노출되었고 이들 대부분의 항체가가 상승했다. 플라시보 집단에서는 바이러스에 노출된 15명 중 13명이 수두에 감염된 데 반해 트랜스퍼 팩터 집단에서는 16명 중 한 명만이 감염되었다."

그러므로 백혈병에 감염되어 있고 수두에 대한 면역이 없는 환자들이 수두 바이러스를 위한 트랜스퍼 팩터로 치료 받을 때 거의 대부분이 그 바이러스에 대한 면역을 가지게 되었다. 이는 트랜스퍼 팩터가 면역력을 전달할 수 있다는 강력한 증거이다.

노출된 적이 없는 바이러스에 대한 감염으로부터 환자를 보호해주는 트랜스퍼 팩터의 능력과 확인 가능한 병원체에 대항하는 맞춤형 트랜스퍼 팩터를 만들어 낼 수 있는 능력을 고려할 때 널리 퍼진 감염뿐만 아니라 심지어 유행병을 예방하는데 있어 트랜스퍼 팩터가 매우 유용할 가능성이 있다.

 요약

연구에 의하면 트랜스퍼 팩터가 불완전한 면역 기능 및 과부하된 면역 기능을 포함하는 다양한 종류의 질병을 퇴치하는 데에 효과적이라는 사실이 강력히 시사된다. 인간의 백혈구로부터 추출된 트랜스퍼 팩터는 어렵고 비쌀 뿐만 아니라 시중에 나와 있지도 않다. 그러나 소의 초유나 달걀로부터 유래된 트랜스퍼 팩터를 포함하는 제품들은 이용이 가능하다. 다음으로는 트랜스퍼 팩터 보충제의 사용에 대해 논의하고 그에 따른 주의사항에 대해 알아볼 것이다.

"환자가 트랜스퍼 팩터를 복용한 후 긍정적인 결과를 얻기까지 보통 얼마나 소요되나요?"

"제 환자들 같은 경우 보통 트랜스퍼 팩터 치료 시작 후 3~6개월 이내로 건강이 호전되는 것을 느낍니다. 극적인 효과는 보통 1년 정도 후에 나타나지만 5~6개월 정도면 긍정적인 변화가 정말로 보이기 시작하죠. 트랜스퍼 팩터 치료로 환자가 180도 바뀌는 데는 통상 1년 정도가 걸립니다. 제가 말하는 것은 치료가 필요한 2~7개 정도의 만성 감염을 보유한 환자들의 경우입니다. 체내의 세포들은 매 6개월마다 재생성 되는데 환자의 전반적 건강에 있어 개선을 보려면 신체가 건강한 세포를 생산해낼 기회를 줘야하죠."

미국 의료 센터 실장,
의학 박사, 캐롤 앤 라이저 (Dr. Carol Ann Ryser, MD)

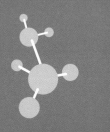
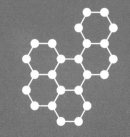
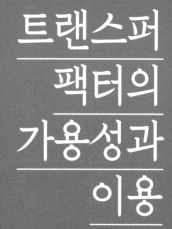
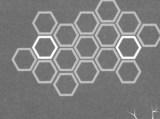
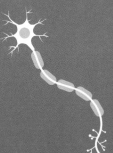

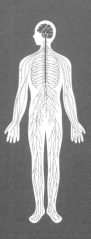

제5장

트랜스퍼
팩터의
가용성과
이용

트랜스퍼 팩터는 외부 침입자로 부터의 위협에 대해, 특히 세포내 감염을 유발하는 침입자들에 대해 면역 체계에 알려주는 미세한 분자이다. 트랜스퍼 팩터의 발견이 이루어진 것은 1949년 이었으나 이는 큰 축하를 받지 못했는데 그 이유는 질병의 치료와 예방을 위해 필요한 다량의 정제된 트랜스퍼 팩터를 생산하는 기술이 없었기 때문이다.

최근까지 트랜스퍼 팩터의 효과를 평가하기 원했던 연구자들은 트랜스퍼 팩터의 발견자인 셔우드 로렌스 박사(Dr. H. Sherwood Lawrence)가 원래 사용했던 전략과 유사한 방법을 사용했다. 숙주로부터의 백혈구, 가급적이면 연구하고자 하는 병원체에 노출된 적이 있는 백혈구를 채취하여 세포로부터 나온 투석 가능 백혈구 추출물(Dialyzable Leukocyte Extract)을 목표 환자에게 주사했다.

매우 순수한 전달인자 물질을 생산하는 계획서를 만드는데 있어 최근 20년간 큰 발전이 있었다. 기술의 수준의 향상 덕택에 연구 때마다 인간의 백혈구를 사용할 필요가 없어졌다. 이것은 질병의 치료와 예방에 트랜스퍼 팩터를 사용하기 위한 표준화된 계획서를 개발하는데 빠른 발전을 가져다 줄 것이다.

출산 후 처음 분비되는 초유에 트랜스퍼 팩터가 존재한다는 발견이 있은 후 연구원들은 그것을 이용해 왔다. 인간뿐만이 아니라 소나 다른 포유동물들의 초유에서도 트랜스퍼 팩터를 찾을 수 있다. 달걀의 경우도 마찬가지이다. 인간의 아기나 동물의 새끼가 섭취한 트랜스퍼 팩터는 도움 T세포를 설정하고 자연 살해 세포, 세포 장애성 T세포 및 대식세포의 생성을 자극을 하게 된다.

연구원들은 소의 초유와 달걀을 트랜스퍼 팩터의 원천으로 이용하여 여러 종류의 헤르페스로부터 라임병을 일으키는 박테리아에 이르기까지 다양한 병원체에 맞는 특정 전달인자를 만들 수 있다. 이는 초유나 달걀로부터 트랜스퍼 팩터를 채취하기 전 숙주가 되는 소나 닭을 병원체에 노출시키는 방식으로 이루어진다. 초유나 달걀로부터 트랜스퍼 팩터를 얻는 능력은 훌륭한 발전이며 질병 치료와 예방의 미래를 크게 바꿔놓을 수 있는 잠재력을 가지고 있다.

트랜스퍼 팩터가 정제될 수 있고 보충제의 형식으로 구입 가능해진 이 시점에서 하나의 중요한 의문이 제기되어야 한다. 트랜스퍼 팩터가 보충제로 간주되어 누구나 직접 구입 가능하도록 해야 하는가, 그렇지 않으면 제약회사에서만 판매되는 처방약이 되어야 하는가?

01

소와 달걀로부터 나온 트랜스퍼 팩터는 법적으로 보충제에 속한다

1994년 보조식품 건강 및 교육 법령(The Dietary Supplement Health and Education Act, DSHEA)은 보조식품의 제조와 판매, 마케팅에 관한 규칙을 제시하였다. 이 법에 의하면 의회가 정의하는 건강 보조 식품은 다음과 같다.

"건강보조 식품은 식사를 보충하기 위한 의도로 만들어진 '식사 재료'를 포함하는 경구용 제품이다. 이런 제품에 들어갈 수 있는 '식사 재료'는 다음과 같다. 비타민, 미네랄, 허브 및 다른 식물들, 아미노산 그리고 효소, 조직 세포, 분비선 및 대사물질 등의 물질. 보조식품은 또한 추출물이나 농축물이 될 수도 있고 알약, 캡슐, 연질 겔, 액상, 파우더 등의 형태를 취할 수도 있다. 바와 같은 형태로 만들 수도 있지만 이 경우에는 상표에 일반적인 음식이나 식사 대용품으로 나타나서는 안 된다. 어떤 형태를 취하든 간에 DSHEA가 말하는 보조식품은 의약품이 아닌 '식품'이라는 범주에 속하고 보조식품이라는 표시가 꼭 되어있어야 한다."

이 다음 부분은 매우 중요하다.

"보조식품으로 판매되면서 라벨이나 라벨링*에 특정 병이나 질환에 대한 치료제, 예방약 등으로 홍보하는 제품은 승인되지 않은 불법 의약품으로 간주된다. 제품이 보조식품의 범주에 들어가기 위해서는 라벨과 라벨링이 1994년 DSHEA에 기록된 조항에 부합해야만 한다."

* 라벨링은 라벨뿐만 아니라 제조사에서 홍보와 마케팅을 목적으로 끼워놓은 자료들까지 지칭한다.

트랜스퍼 팩터를 포함하는 제품은 보조식품이고 라벨에 그렇게 명시되어야만 한다. 트랜스퍼 팩터는 우유나 달걀이라는 식품으로 만들어진 것이다. 그것은 면역 체계를 특정 방식으로 상승시켜 인체가 스스로 병을 치료하도록 도와준다. 병을 직접적으로 공격하거나 면역 반응을 폐쇄시키는 의약품이 아니다.

회사들이 트랜스퍼 팩터의 의학적 효과를 강하게 내세워 의약품과 보충제가 마케팅 되어야 하는 방식의 선을 넘으려하는 경우들이 있었다. 이런 경우, 식약청에서는 절차에 따라 특정 불법 사항을 자세히 기록한 편지를 보내어 제품의 설명이 변경되도록 요구한다. 어떤 경우에는 회사들이 식약청의 규정을 준수하지 않아 트랜스퍼 팩터의 제조와 판매를 정지당하기도 했다.

트랜스퍼 팩터를 광고하는 회사들에게 식약청에서 보낸 두 통의 편지가 다음에 있다. 회사명은 제외시켰다. 다음 페이지에 있는 첫 번째 편지에는 언급된 제품들과 관련된 마케팅에 대해 식약청에서 우려하는 사항들을 진술하고 있을 뿐만 아니라 법적으로 의약품과 보조제가 어떻게 구별되는지를 명확히 설명하고 있다. 보충제는 체내 기관들이 이미 수행하고 있는 역할을 더 잘 할 수 있게 상승시켜 신체가 병을 극복하는 것을 간접적으로 돕는다. 이것은 구조/기능 주장으로 알려져 있다. 인체가 병을 처리하는 것을 돕는데 있어 보충제가 효과가 있다고 하더라도 회사들은 보충제 자체가 병을 치료하는 역할을 하는 것처럼 보이도록 주장을 확대하지 않도록 주의를 기울여야 한다. 미묘한 규제이지만 이 규정들은 대중들의 안전을 보호하기 위한 것이다.

편지 1

2004년 11월 1일
참조번호 CL-04-HFS-810-108

_____ 씨께

식약청에서 귀하의 웹사이트인 http://www._____.com/_____를 검토한 결과 "_____", "_____" 및 "_____" 제품이 201(g)(1) 연방의 식품, 의약품, 화장품 법령(이하 법령) [미국연방규정집 21 § 321(g)(1)] 조항에 근거, 의약품으로 광고되고 있다는 결정을 내렸기에 이 편지를 보냅니다. 귀하의 웹사이트에 주장된 치료적 효과는 위 제품들이 질병의 치유, 완화, 치료 및 예방을 목적으로 사용된다는 것을 말해주므로 해당 제품들이 의약품임을 명확히 하고 있습니다. 이런 주장을 동반해 위 제품들을 홍보하는 것은 법령에 위배됩니다...

질병의 진단, 치유, 완화, 치료, 예방이라는 문구를 홍보 자료에서 제거하고 법령의 해당 조항과 식약청의 규정을 준수한다면 이 제품들의 다수가 보조식품으로 홍보될 수 있습니다...

현재 보조식품 건강 및 교육 법령으로 수정된 법령상 특정 조건을 만족한다면, 신체의 구조와 기능에 미치는 영향을 진실 되고 오해의 소지가 없도록 주장함으로써(구조/기능 주장) 보조식품을 합법적으로 마케팅 할 수 있습니다. 그러나 식약청이 승인한 건강 관련 주장을 제외하고는 보조 식품이 질병을 예방, 진단, 완화, 치료 또는 치료를 위해 만들어졌다는 주장(질병 주장)은 해당 제품이 의약품임을 말해주는 것입니다. 제품의 의도된 목적은 제품의 라벨과 라벨링, 카탈로그, 소책자, 녹음테이프와 비디오테이프, 인터넷 사이트 또는 제품의 유통을 둘러싼 다른 환경들에 의해 정립될 수 있습니다. 식약청에서는 구조/기능 주장과 질병 주장 사이의 구별을 명확히 하기 위한 최종 규정을 발표했습니다. 그 문서는 〈http://vm.cfsan.fda.gov/~1rd/fr000106.html〉 (21 C.F.R. 101.93(g)에 성문화되어있음) 에서 확인하실 수 있습니다.

보조식품 부서장 _____드림

다음 페이지의 편지는 식약청에서 트랜스퍼 팩터를 파는 한 회사에 보낸 또 다른 통지서이다. 그 회사가 자사의 제품들을 너무 공격적으로 마케팅한다는 점과 보조제와 의약품 사이의 경계를 흐린다는 데 대한 식약청 측의 우려가 담겨있다. 이 경우에는 FDA의 우려가 정당한 것으로 보인다. 실제로 이 회사는 질병 치료에 있어 트랜스퍼 팩터의 유용성을 광범위하게 주장하고 있다.

보충제가 홍보되는 방식에 대한 문제를 식약청 측에서 중요하게 여긴다는 점은 명확하다. 대부분의 경우 우리 일반 대중들은 이를 감사히 여겨야 한다. 다행히도 트랜스퍼 팩터는 보충제의 범주에 딱 맞아 떨어진다. 트랜스퍼 팩터는 식품(우유와 달걀)에서 유래된 성분으로 만들어졌고 인체 중에서도 특히 면역 체계가 더 효과적으로 기능할 수 있도록 돕는 역할을 한다. 트랜스퍼 팩터는 직접적으로 병을 공격하지 않으며 면역체계 자체에 효과를 가함으로써만 작용한다. 심장을 강화시켜 줌으로써 인체가 심장병을 피하거나 극복할 수 있도록 도와주는 보충제나 뇌 건강을 강화시킴으로써 노화와 관련된 치매의 진행을 늦추도록 돕는 보충제 역시 같은 방식으로 작용한다. 트랜스퍼 팩터는 몸에서 만들어지고 보통 체외에서는 존재하지 않는다. 그러므로 체내에 추가적인 인자를 더하는 것은 보충이라는 말의 완벽한 예이다.

의약품과 보충제 사이의 구별에 관한 자세한 설명과 트랜스퍼 팩터가 보충제라는 증거를 여기에 실은 목적은 트랜스퍼 팩터를 판매하는 회사들이 자신의 마케팅에 주의를 기울이지 않는다면 트랜스퍼 팩터가 사라져버릴 수도 있다는 점에 대한 인식을 높이기 위해서이다. 다행히도 트랜스퍼 팩터는 보충제의 범주에 충분히 맞아 들어가고 장기적으로 시중에서 쉽게 구할 수 있을 것이다.

편지 2

경고장
2005년 6월 2일
CBER-05-018

_____ 씨께

식약청에서 귀하의 웹사이트인 http://www.____.com을 검토한 결과 소의 초유에서 유래된 귀사의 '트랜스퍼 팩터' 제품이 201(g)(1) 연방의 식품, 의약품, 화장품 법령(이하 법령) [미국연방규정집 21 § 321(g)] 조항에 근거, 의약품으로, 그리고/또는 공중보건 서비스 법령(Public Health Service Act, PHSAct)의 351(i) 조항에 근거, 생물학적 제품으로 광고되고 있다는 결정을 내렸기에 이 편지를 보냅니다.

____, ____, ____, ____, ____, ____, ____, 및 ____을 포함한 귀사의 트랜스퍼 팩터 제품은 의약품 그리고/또는 생물학적 제품으로 간주되는데 귀사의 웹사이트에 나타나 있듯 해당 제품들이 치료적 효과를 지녔다는 주장은 치료 용도로 사용되기 위해 만들어졌다는 사실을 명확히 보여주는 것입니다. 귀사의 웹사이트에는 해당 트랜스퍼 팩터 제품의 묘사에 있어 다음과 같은 주장들이 나열되어 있습니다.

"바이러스 감염의 예방과 치료에 있어 트랜스퍼 팩터는 일관적인 효과를 보여주었다."

"(단순헤르페스바이러스나 수두-대상포진 바이러스로의)급성 증상 초기에 즉각적 반응을 보인다."

"최종 산출물은 HHV-6, 엡스타인바 바이러스(EBV), 거대세포 바이러스(CMV), 단순 헤르페스 바이러스(HSV), 대상포진 바이러스(HZV)를 포함한 다수의 트랜스퍼 팩터로부터 나온 중요한 면역 지원 활동을 포함하고 있다."

"만성 피로 증후군(CFS), 섬유근육통(FM), 걸프전 증후군(Gulf War Syndrome), 라임병 후 증상(라임병을 앓은 후 CFS나 FM의 증상이 나타나는 것), 다발성 경화증(MS), 암, 구강 물집/생식기 헤르페스, 대상포진 외 다른 신경계 질환과 HIV 환자들 등 다양한 질환을 가진 환자들이 우리의 제품을 시도하였다."

또한 귀사의 트랜스퍼 팩터가 ＿＿ 사에서 면허 없이 마케팅하여 형사법상 유죄판결을 받은 제품과 동일한 것으로 보입니다. 특히, 웹사이트 http://www.＿＿.com과 http://www.＿＿.com은 귀사가 트랜스퍼 팩터를 ＿＿유한회사로부터 공급받는다는 사실을 보여주는데 그 회사는 ＿＿주식회사가 개발하여 특허를 받은 방식을 사용해 그 트랜스퍼 팩터를 제조합니다. 이 방식은 인간의 바이러스를 투여한 소의 초유로부터 트랜스퍼 팩터를 분리하는 과정을 거친 것입니다.

2004년 ＿＿주식회사는 특허 받은 위의 공정을 이용해 귀사의 트랜스퍼 팩터와 같이 인가되지 않은 새로운 의약품이며 면허가 없는 생물학적 제품인 트랜스퍼 팩터를 제조하여 생물학적 면허 없이 여러 주로 유통한 데 대해 연방 정부로부터 기소되었습니다. 해당 회사는 미국연방규정집 타이틀 18, 371절(음모)의 위반으로 유죄를 인정했고 벌금을 내고 바이러스 주사를 맞은 소들을 안락사 시키며 식약청에 의해 압수된 초유를 포기하도록 명령받았습니다.

위에 언급된 위반 사항들이 정정되도록 빠른 조치를 취하십시오. 그렇게 하지 않을 시 통보 없이 압수 또는 금지명령과 같은 규제 조치가 시행될 수 있습니다.

앞서 말한 위반 사항을 정정하고 이의 반복을 막기 위해 귀사가 취한 조치나 앞으로 취할 조치를 서면으로 작성하여 이 편지를 수령한 날로부터 15 영업일 이내로 우리 사무실로 통지해 주십시오. 15 영업일 이내에 정정 조치가 시행되지 못할 시 지연에 대한 이유와 조치가 언제까지 이루어질 수 있는 지를 진술해 주십시오.

규정 준수 및 생물학적 품질 사무소 부장 ＿＿＿＿＿드림

트랜스퍼 팩터의 크기와
경구 복용 후 흡수

유아들은 소화 기관을 통해 트랜스퍼 팩터와 성장 호르몬 그리고 초유의 다른 중요한 구성 성분들을 온전한 상태로 삼키고 흡수한다. 그러나 유아의 소화기관은 완전하지 못해 이 성분들을 흡수할 기회를 만들어낸다. 성인들이 이 성분들을 복용하게 되면 이 중 많은 부분이 흡수되지 못할 것이다. 이것은 한 가지 의문을 제기한다. 트랜스퍼 팩터를 경구 복용할 때 흡수가 이루어지는가?

트랜스퍼 팩터에 관해 지난 50년에 걸쳐 수행된 연구의 대부분은 백혈구로부터의 추출물을 주사하는 방식으로 이루어졌지만 경구용 물질을 사용하여 성공한 다수의 연구 사례도 있다. 앞서 논의한 바와 같이 트랜스퍼 팩터를 포함한 보충제들은 현재 캡슐의 형태로 구매 가능하다. 중요한 것은 경구 복용 후, 또는 소화 과정 동안 분해가 이루어진 후 트랜스퍼 팩터를 구성하는 단사슬 아미노산이 온전히 체내로 흡수되는가 아닌가 하는 것이다. 이 면역 증강제가 가루 형식으

로 만들어져 경구 복용용으로 팔리는 것을 가능하게 한 기술적 진보
는 완제품이 체내로 들어가 생물학적으로 이용될 때만 가치를 지니
는 것이다.

트랜스퍼 팩터의 크기는 얼마나 되는가? 이것은 아무도 확실히 알
지 못한다. 커크패트릭(Kirkpatrick)은 2000년 다음과 같은 글을 썼다.

"현재까지 트랜스퍼 팩터의 주요 구조와 활동 메커니즘은 확인된 바
없다. 그러나 최근의 연구는 트랜스퍼 팩터가 고도의 동질성을 지니
도록 정제될 수 있으며 정제된 전달인자는 단백질 성분으로 이루어
져 있고 구체적 면역성을 가진다는 사실을 보여준다."

다시 말해 트랜스퍼 팩터는 단백질과 같은 성분인 것으로 추정되
고 여러 가지 다른 종류의 트랜스퍼 팩터는 면역 체계의 활동에 있어
서로 다른 효과를 낸다는 것이다.

단백질은 아미노산이 사슬처럼 연결된 것이다. 건강한 사람들에
있어 단백질은 위장관을 통해 직접 흡수되지 않는다. 그것은 우선 프
로테아제와 펩티다아제라는 효소에 의해 트리펩티드(세 개의 아미노산
이 결합된 것), 디펩티드(두 개의 아미노산이 결합된 것), 또는 단일 아미노산
이라 불리는 더 짧은 아미노산 사슬로 분해된다. 두 개나 세 개의 아
미노산이 많은 것 같지 않지만 체내의 중요한 펩티드 중 일부는 그
정도로 짧다. 항산화제의 일종인 글루타티온과 갑상선 기능에 중심
적 역할을 하는 갑상선 자극 호르몬 방출 호르몬은 세 개의 아미노산
으로만 이루어져 있다. 제4장에서 MS의 비교적 새로운 치료제로 소
개된 글라티라머 아세테이트는 오직 네 개의 아미노산으로 구성되

어있다.

제 3장에서 논의했듯이 커크패트릭과 동료들은 트랜스퍼 팩터가 종류에 따라 얼마나 상이하든지 간에 모두 다 같은 아미노산의 보존서열을 가진다는 것을 발견했다. 이 보존서열이 트랜스퍼 팩터를 도움 T세포와 결합시켜 그들의 활동을 지시하도록 만드는 것으로 보인다. 그 사슬에 있는 추가적 아미노산은 각각의 트랜스퍼 팩터에 특화된 지시사항을 지니고 있거나 트랜스퍼 팩터가 특정 항원과 결합하도록 해 준다. 혹은 두 가지 모두일 수도 있다. RNA도 이 역할에 함께 참여하는 것일 수 있다.

보존서열 자체는 세 개의 아미노산 사슬보다 긴 것으로 보인다. 사실 10개의 아미노산이 결합된 것인 듯하다. 커크패트릭과 동료들은 트랜스퍼 팩터 분자의 유효성분의 길이를 살펴보지는 않았다. 그러나 트랜스퍼 팩터가 6,000돌턴(Da)의 분자량을 가진 것으로 추정된다는 사실에 근거해 길이를 추측해 볼 수는 있다. 참고로 트립토판은 204.22돌턴으로 가장 무거운 아미노산이다. 그러므로 사실은 아니지만 만약 트랜스퍼 팩터의 유효성분이 트립토판으로만 이루어졌다고 가정해 보면 6,000돌턴의 분자는 약 30개의 아미노산을 포함했다는 말이 되고 이것은 건강한 사람의 소화관을 통해 흡수되는 전형적인 길이보다 훨씬 긴 것이다. 헤넌과 라이슨비(Hennen and Lisonbee)(2002)가 초유와 달걀로부터 트랜스퍼 팩터를 추출하는 방식에 대해 받은 특허에 따르면 트랜스퍼 팩터는 45개의 아미노산이나 그 이상으로 이루어져 있음이 암시되어있다.

트랜스퍼 팩터의 크기에 관계없이 경구 복용 트랜스퍼 팩터 중 적어도 일부는 흡수됨을 나타내는 증거가 있다. 어떻게 그것이 흡수되는지, 얼마만큼이 흡수되는지, 얼마만큼의 비율이 생물학적으로 이용가능한지는 현재 알려지지 않았다. 그러나 트랜스퍼 팩터가 체내로 들어가 면역 체계에 영향을 미친다는 데에는 의심의 여지가 거의 없다. 이에 대한 증거는 경구 전달인자 물질을 사용해 그것이 인체에 미치는 영향을 측정한 연구로부터 출판된 보고서와 사례연구로 부터의 일화들 그리고 트랜스퍼 팩터를 사용한 첫 치료 후 가벼운 독감 증상의 발생으로부터 나온다.

커크패트릭은 1996년의 글에서 트랜스퍼 팩터의 흡수에 관해 이용 가능한 가장 직접적인 증거를 제시했다. 그와 동료들은 쥐의 피하에 또는 직접적으로 복부에 트랜스퍼 팩터를 투여 후 지연형 과민증(Delayed-Type Hypersensitivity)을 측정했다. 두 가지 방식 모두 트랜스퍼 팩터가 면역을 전달하였다. 그들은 또한 인간에게 트랜스퍼 팩터를 경구투여 후 면역 표식자를 측정했고 Th1과 관련된 도움 T세포, 세포 장애성 T세포, 자연 살해 세포에 의해서만 생산되는 시토카인인 INFγ 의 수치가 증가된 것을 발견했다.

요약하자면 경구 트랜스퍼 팩터는 크기에 상관없이 체내로 들어가 면역 관련 활동에 영향을 행사한다.

03
트랜스퍼 팩터는
안전한가?

　문헌에 따르면 트랜스퍼 팩터는 주사의 형식으로 투여되었을 때조차 매우 안전한 것으로 보인다. 트랜스퍼 팩터를 이용한 600회 이상의 임상 연구 보고서에 따르면 부작용이 나타난 경우는 거의 없다. 크기가 워낙 작기 때문에 트랜스퍼 팩터를 겨냥하는 면역 반응이 일어나지 않는 것으로 보인다. 다시 말해 면역체계는 트랜스퍼 팩터를 공격하지 않는다. 그러나 트랜스퍼 팩터는 면역체계를 활성화시키는 능력을 가지고 있다. 트랜스퍼 팩터는 염증성 Th1 시토카인의 분비를 증가시키고 전반적인 Th1 면역 활동을 강화시킨다. 트랜스퍼 팩터사용자의 다수가 치료의 첫 달 중에 가벼운 독감 증상을 겪는다. 이것은 대개 면역체계가 작동하고 있다는 좋은 신호로 받아들여진다.

　의사들이 자신의 몸 또는 환자의 몸에 혹은 둘 다에 매우 많은 양의 트랜스퍼 팩터를 투여한 사례들이 있다. 면역 활성화의 가벼운 증상들만이 보고되었다.

면역과 관련된 질환을 가진 사람들은 트랜스퍼 팩터 치료 후 개선이 나타나기 전 질환의 증상이 악화되는 경우가 종종 있다. 전통적으로 이것은 치료의 과정으로 보고 있다. 면역체계가 만성적으로 활성화되어 있지만 질병을 일으키는 인자를 파괴하는 능력이 없기 때문에 아픈 사람이 있다고 가정할 때, 면역체계를 강화시켜 병원체를 없애도록 밀어붙이는 것은 그 사람이 호전되기 전 단계에서 더 아프도록 만들 수도 있다. 이것은 만성적 바이러스성 또는 세균성 질병으로부터 회복하는 과정에서 일부 환자들에게 나타나는 기이한 현상들 중 하나이다. 호전과 악화를 동시에 겪는 것이다. 심리적 증상을 포함한 질병의 모든 증상들은 회복으로 가는 길에 악화를 겪을 수도 있다. 이런 치료를 받을 때에는 만약의 경우에 대비해 중요한 일이 없는 시기에 치료 시작 날짜를 정하는 것이 현명하다.

식단이나 치료 방법에 트랜스퍼 팩터를 포함시키고자하는 사람들이 의사의 감독을 받아야 하는 이유 중 하나는 회복으로 가는 단계에서 증상이 악화되는 경향이 나타날 수 있기 때문이다.

인체가 다수의 감염된 세포를 단기간에 죽일 때 독성반응이 일어나는 것이 기대된다. 이것은 야리슈-헤르크스하이머(Jarisch-Herxheimer) 반응이라 불리는데 이 반응을 특징지은 독일의 두 피부과 전문의의 이름을 딴 것이다. 라임이나 효모 과도증식처럼 몰래 들어오는 박테리아가 깊숙이 박혀있는 감염에 대항해 싸우는 경우 그 환자는 트랜스퍼 팩터 보충제를 이용한 첫 달에 힘들어 질 수도 있다. 미생물들이 죽고 몸에 쏟아진 독성을 치우느라 간이 초과 활동을 하기 때문이다.

야리슈-헤르크스하이머 반응과 관련해 특정 치료 동안에 더 아픈 증상을 겪는 것이 항상 해당 병원체를 물리치고 있기 때문이라고 생각하는 것은 착각일 수 있다. 다른 병원체와 싸우고 있거나 치료의 부작용을 경험하고 있는 것일 수도 있다. 트랜스퍼 팩터에 있어 부작용이 흔치 않은 것은 사실이지만 트랜스퍼 팩터를 이용한 치료 동안에 겪는 아픈 증상이 특정 병원체가 파괴되고 있기 때문이라고 콕 집어 말할 수는 없다. 강화된 면역체계는 찾을 수 있는 모든 병원체를 쫓는다. 게다가 염증성 Th1 시토카인은 그 존재 자체로 불편할 수 있다.

요약하자면 트랜스퍼 팩터는 꽤 안전한 것으로 보인다. 그것은 면역 체계의 건강을 증진시킴으로써 병원체들을 공격할 수 있도록 해준다. 면역체계를 증진시키는 과정은 가벼운 감기나 독감의 증상을 가지고 올 수 있는데 이는 치료의 초기 단계에 해결되는 것으로 보인다. 만성적 질병을 가진 환자들에 있어서 야리슈-헤르크스하이머반응이라 불리는 몰살 반응이 일어날 가능성은 항상 존재한다. 이것에 대해 걱정이 된다면 천천히 치료를 시작하는 것이 좋은 방법이다.

04

어디에서
트랜스퍼 팩터를
찾을 수 있는가?

꽤 최근까지도 트랜스퍼 팩터는 대부분 미국 밖에서, 그것도 병원 내에서만 사용되었다. 그것은 연구실에서 인간의 혈구로부터 환자 개인에 맞춤화 되어 만들어졌고 일반 대중들이나 대부분의 의학 박사들이 이용하는 것은 불가능했다. 지난 10년간 모든 것이 바뀌었다. 몇몇 회사에서 소의 초유와 달걀로부터 트랜스퍼 팩터를 추출하는 방법을 발견해 특허를 받았고 이 방법이 사용되기 시작했다. 이러한 추출물은 현재 널리 이용가능하다.

현재 광범위한 용도의 트랜스퍼 팩터는 구하기 쉬운데 이는 질병을 일으키는 인자에 의도적으로 노출되지 않은 소의 초유 또는/그리고 달걀의 노른자로부터 추출된 것이다. 광범위한 효능을 나타내는 트랜스퍼 팩터는 건강에 어마어마한 영향을 미치고 감염에 대한 저항을 길러주며 깊숙이 뿌리박힌 모든 종류의 세포내 감염과 싸울 뿐만 아니라 Th1과 Th2 면역 활동이 균형을 맞추는 것을 도움으로써 일부 자가 면역 반응과 알레르기를 진정시키는 매우 강력한 면역 조절 물질이다. 실제로 앞장에서 논의한 대부분의 연구에서 광범위한 약효를 나타내는 트랜스퍼 팩터가 사용되었다.

특정한 병원체에 맞춤화된 트랜스퍼 팩터는 광범위한 약효를 가지는 트랜스퍼 팩터보다 구하기 힘들지만 알려진 병원체(예: 라임, HIV, 헤르페스 바이러스 등)와 싸우는데 있어 매우 큰 가치가 있다. 특정 병원체를 목표로 하는 트랜스퍼 팩터의 원천이 있긴 하지만 열심히 인터넷을 뒤지거나 식견이 있는 의사와 상의를 통해 얻어져야만 한다. 게다가 일부 연구소들은 특정 질병에 특화된 트랜스퍼 팩터를 환자의 혈액 샘플로 부터 생성해 그 환자를 책임지는 의사에게로 보내주는 서비스를 제공하기도 한다.

몇몇 회사에서 현재 취급하는 제품들을 나열한 표가 다음 페이지에 나와 있다. 가격은 각 회사의 웹사이트에서 확인할 수 있다. 일부 제품은 소비자들이 직접 구매할 수 있지만 인체에 영향을 줄 수 있는 다른 모든 보충제와 마찬가지로 훈련받은 의사의 감독 하에 사용하는 것이 최선이다.

질병의 치료와 예방에 있어 이 책이 논의하는 트랜스퍼 팩터 보충제의 잠재적 유용성은 과학적 문헌에 의거한 저자의 의견을 나타내는 것임을 독자들은 알고 있어야 한다. 저자의 관점과 트랜스퍼 팩터를 포함한 제품을 만드는 회사의 관점이 반드시 같은 것은 아니다. 뿐만 아니라 저자는 트랜스퍼 팩터를 포함하는 특정 제품을 홍보하는 것이 아니며 특정 제품을 만드는 회사와의 어떤 금전적 관계도 가지고 있지 않다.

시중에 나와 있는 트랜스퍼 팩터 포함 제품들*

포라이프 리서치(4Life Research)(www.4life.com)(www.4lifekorea.co.kr)

트랜스퍼 팩터 트라이 팩터 플러스 (Transfer Factor Tri-Factor Plus)	소의 초유와 달걀노른자로부터 나온 광범위한 트랜스퍼 팩터 및 면역 체계의 건강을 지원해 주는 영양소들(베타글루칸, 표고버섯과 잎새버섯 외)

리서치드 뉴트리셔널(Researched Nutritionals)(www.researchednutritionals.com)

트랜스퍼 팩터 멀티 이뮨 (Transfer Factor Multi-Immune)	소의 초유와 달걀로부터 나온 광범위한 트랜스퍼 팩터, 그리고 면역체계의 건강을 증진해 주는 것으로 알려진 다양한 종류의 성분들(B-12, IP-6, 녹차 추출물, 표고버섯과 잎새버섯 외)

프로헬스(ProHealth)(www.prohealth.com)

트랜스퍼 팩터 이센셜 (Transfer Factor Essentials)	소의 초유와 달걀로부터 나온 광범위한 트랜스퍼 팩터 및 면역 체계의 건강을 지원해 주는 많은 영양소들(베타글루칸, 셀레늄, 아연 외)

바이오파마 사이언티픽(Biopharma Scientific)(www.Biopharmasci.com)

나노프로 피알피(NanoPro PRP)	프롤린이 풍부한 폴리펩티드가 첨가된 소의 초유 함유. 등록 상표가 붙은 지방질로 코팅이 되어 흡수를 도움

리젠 테라퓨틱(ReGen Therapeutics)(www.regentherapeutics.com)

콜로스트리닌(Colostrinin)	양의 초유로부터 나온 프롤린이 풍부한 폴리펩티드

레가시 포 라이프(Legacy for Life)(www.legacyforlife.net)

아이26 하이퍼이뮨 에그 (i26 Hyperimmune Egg)	26가지 이상의 병원체에 노출된 닭의 달걀노른자와 흰자를 가루로 만든 것. 면역의 모든 부분을 담고 있고 이것은 소량의 트랜스퍼 팩터를 포함함.

* 미국 기준 목록이며, 한국에서 모든 회사의 제품을 구매할 수 있는 것은 아니다.

05

초유 보충제와
트랜스퍼 팩터의
차이점

트랜스퍼 팩터는 포유동물의 출산 후 암컷에게서 분비되는 초유에 존재한다. 초유 내의 트랜스퍼 팩터는 후손의 도움 T세포를 프로그램화하고 림프구와 대식세포의 생성을 자극하는 데 있어 중요한 역할을 하는 것으로 보인다. 초유는 보충제의 형식으로 판매되고 있다. 그렇다면 그냥 초유를 먹으면 되지 않을까?

초유가 건강에 큰 혜택이 있는 것은 사실인 반면 그 속에는 소량의 트랜스퍼 팩터 이외에도 다른 여러 가지 성분들이 들어있다. 이 추가적인 성분들이 특정 질병에 가치가 있는 것인지를 고려해 보아야 한다. 피지션 데스크 레퍼런스(Physicians Desk Reference)(웹사이트 www.PDRhealth.com)에 따르면 소의 초유는 다량의 단백질과 다른 성분들을 포함하고 있다고 한다.

"소의 초유에서 발견되는 다른 물질들은 카세인, 락토페린, 알파 락트알부민, 베타 락토글로불린 및 인슐린유사성장인자-1(IGF-1), 인슐린유사성장인자-2(IGF-2), 전환성장인자 베타(TGFbeta), 표피성장인자(EGF)등의 성장인자들이 있다. 소의 초유는 비타민, 미네랄, 지방질 그리고 젖당을 함유하고 있다. 소의 초유는 콜로스트리닌, 다른 말로 프롤린이 풍부한 폴리펩티드(PRP)를 포함하고 있을 수 있다."

'콜로스트리닌'과 '프롤린이 풍부한 폴리펩티드'는 트랜스퍼 팩터와 동의어로 보인다.

초유가 정제되고 나면 위 성분들은 크게 줄어든다.

"미세여과에 의해 조제된 소의 초유는 주로 유청 단백질과 그에 관계된 면역 글로불린 항체 및 성장인자 IGF-,1 IGF-2, TGFbeta, EGF로 구성된다. 여과된 소유 초유에서는 젖당과 지방, 카세인, 락트알부민 등과 같은 물질이 상당히 줄어든다."

갓 태어난 포유류의 위장 기관은 단백질과 면역 글로불린 항체가 몸속으로 쉽게 들어가도록 해 준다는 점을 상기해 보라. 이것은 성인의 경우에는 해당되지 않고 해당되어서도 안 된다. 그러므로 미세여과된 보충제로서의 초유에 포함된 대부분의 성장인자들과 면역 글로불린 항체들은 아마도 체내로 들어가기 전 분해될 것이고 그 중 몇몇은 체내로 진입할 것이다.

일반적으로 새끼소가 초유를 먹을 때 새끼소로부터 나오는 미생물이 유조라 불리는 어미의 젖통의 일부로 들어가게 된다. 그곳에서 어미의 면역 세포들은 그 특정 병원체에 대한 항체와 트랜스퍼 팩터들을 쏟아내게 된다. 계속 젖을 먹이면서 이 면역 정보는 다시 새끼에게로 전달된다. 어미는 3~4일간 초유를 생산하고 그 이후에 새끼는 우유병으로 갈아타고 어미의 젖은 인간들이 짜게 된다.

라임병에 대한 항체 및 트랜스퍼 팩터와 같은 특정 병원체에 맞춰진 면역 정보를 담고 있는 초유는 그 병원체의 일부를 유조에 주사함으로써 생성되고 그 후 유조에서 면역 세포가 그 병원체에 반응하여 새끼에게 전달 할 적절한 면역 정보를 생산해 낸다. 또는 목축업자가 소에게 진드기를 놓고 소가 진드기에게 물리기를 기다릴 수도 있는 것으로 보인다. 결국 초유는 라임병뿐만이 아니라 소가 노출된 다른 모든 병들에 대한 면역 정보를 담고 있는 것이기 때문이다.

'보편적 경구 백신 – 면역 우유의 전설(Universal Oral Vaccine – The Immune Milk Saga)'이라 불리는 훌륭한 한 기사에는 미국 관절염 단체(Arthritis Trust of America)의 앤서니 디 파비오(Anthony di Fabio)가 지난 몇 십 년 동안 초유의 사용이 건강에 미치는 영향을 연구(디 파비오(di Fabio), 1998)한 결과가 실려 있다. 그는 라임병과 관련된 관절염을 앓고 있던 버클리 베델(Berkly Bedel)이라는 국회의원을 위해 자신의 소로부터 초유를 추출해 낸 허브 선더스(Herb Saunders)라는 낙농업자에 대한 대단히 흥미로운 이야기를 전했다. 그는 전통적인 치료법을 시도했지만 개선이 없는 상태였다. 몇 주간 소의 초유를 먹은 뒤 그의 상태가 크게 호전되었다는 것이 그의 이야기이다. 그는 국회에서 자신의 경험을 증언했다. 디 파비오에 따르면 그의 증언이 국립 보완 및 대안 의약품 센터(National Center for Complementary and Alternative Medicine)가 설립되는데 중요한 역할을 했다고 한다.

안타까운 반전은 국회의원의 증언이 있은 후 식약청에서 그 낙농업자에 대한 조사를 실시했다는 것이다. 식약청은 자신들의 권한이 주와 주 사이에 이루어지는 의약품과 생물학적 제품의 거래에만 국한되어있어 그 낙농업자가 자신의 주 내에서 하는 행동에 간섭할 수 없다는 결정을 내렸다. 식약청은 미네소타 주에 이 사건을 넘겼고 선더스가 면허 없이 의사노릇을 한 것에 대해 두 번이나 재판을 했지만 두 번 다 패소했다. 사기와 동물학대에 대한 혐의는 첫 재판이 있기 전 취하되었다. 베델 의원과 초유로부터 도움을 받은 다른 환자들은 물론 불만이 없었다. 이것은 온전히 건강증진을 위해 소의 초유를 사용하는 것에 대한 합법성의 문제였다.

2003년 미국 관절염 단체에서는 초유를 사용하는 것의 합법성을 집중 탐구하는 보고서를 발표했다(ATA, 2003). 이 보고서를 준비한 사람은 앞서 언급된 낙농업자인 선더스를 변호한 변호사 중 한명인 다이앤 밀러(Diane Miller)였다. 그 법이 복잡하다는 것은 기사를 읽어보면 명확히 알 수 있다. 그러나 초유의 성분은 식품이다. 갓 태어난 유아에게 물어보라. 식품이지만 그 속에 면역 체계를 위한 정보가 풍부히 함유되어 있는 것뿐이다. 그 내용물은 약이 아니고 '생물학적 물질'도 아니며 음식과 약의 중간쯤 되는 물질이다.

06

펄싱(간헐적으로 대용량을 투여)이냐,
매일 복용이냐?

현재 트랜스퍼 팩터를 포함하는 제품을 생산하는 모든 회사는 매일 복용을 추천한다. 경구 전달인자 보충제의 최적 복용량은 알려져 있지 않다. 다수의 의사들은 이소프리노신과 같은 다른 면역 증진 보충제들에 있어 매일 복용보다 펄싱 치료법이 효과적이라는 것을 알아냈다. 나중에 가서 면역체계가 길고 지속적인 신호를 무시하게 될지도 모른다는 우려 때문이다. 그렇기 때문에 의사들은 중간 중간에 시차를 두고 펄싱을 하라고 권한다. 예를 들어 이소프리노신을 기반으로 한 이뮤노비르라는 제품을 만든 회사(뉴포트 제약회사(Newport Pharmaceuticals))의 폴 체니(Paul Chenny) 박사는 매일 매일 같은 양을 복용하기 보다는 첫 주의 월요일에서 금요일까지는 하루에 여섯 알씩, 둘째 주의 월요일에서 금요일까지는 하루에 두 알씩 복용하라고 권고한다. 주말에는 휴약하고 격월로 복용한다.

트랜스퍼 팩터의 이상적 복용 전략은 명확하지 않지만 면역 체계의 건강을 증진시키기 위해서는 매일 복용하는 것이 필수적이라는 사실에는 믿을만한 근거가 있다. 실제로 트랜스퍼 팩터를 주사하는 방식을 포함한 다수의 임상연구에서 트랜스퍼 팩터의 투여는 일주일 또는 한 달의 패턴을 따른다. 이러한 이유로 만성적 질환을 가진 환자들은 그들의 신체가 어떤 반응을 보이는지 알게 될 때 까지는 매우 천천히, 일주일에 약 1회에서 2회 정도 사용하는 것이 바람직하다. 매일 복용할 수 있다고 해서 매일 복용해야만 한다는 것은 아니다. 일주일에 한 번을 초과하여 사용하는 것이 어떤 사람에게는 치료의 초기에 지나치게 강력한 면역 반응을 일으킬 수도 있다. 건강한 신체를 가진 사람들은 매일 복용해도 잘 견디는 것으로 보인다.

러시아 보건부(Russian Ministry of Health)(2004)는 면역과 관련된 질병에 트랜스퍼 팩터를 사용한 그들의 연구에서 다음의 질환에 대해 다음의 용량 전략을 사용하였다. (참고: 'TF'와 'TF 플러스'는 트랜스퍼 팩터를 포함한 시중 제품을 가리킨다)

러시아 보건부의 연구에 사용된 용량과 일정(2004)

HIV 감염	TF 플러스 1정씩 하루에 3회 14일 과정을 매 달 반복
급성 바이러스성 B형 간염	TF 1정씩 하루에 3회 14일 과정을 매 달 반복
만성 바이러스성 B형 및 C형 간염	TF 또는 TF 플러스 1정씩 하루에 3회 14일 과정을 첫 3개월간 매 달 반복

급성 클라미디아	TF 플러스와 항생제 1정씩 하루에 3회 10일간
건선, 아토피성 피부염	TF 1정씩 하루에 3회 14~21일간 같은 과정을 반복, 일 년 중 염증이 심한 계절 동안에 투약
수술 후 위암	TF 플러스 1정씩 하루에 2회 최소 30일 간 격월로
십이지장 궤양	TF 플러스 *퇴치 동안* 7~10일간 2정씩 하루에 3회 *퇴치 후* 당월의 나머지 동안 1정씩 하루에 3회 *재발 방지 치료* 초봄과 늦가을 한 달간 1정씩 하루에 2회

이 용량 조절법은 물론 경험과 지식으로부터 나온 추측이다. 또한 특정한 질병을 겨냥한 트랜스퍼 팩터가 아닌 광범위한 효과를 가지는 트랜스퍼 팩터 물질이 사용되었다는 점에도 주목하자. 광범위한 전달인자 물질로 실험 했을 때의 결과는 매우 긍정적이었다. 특정 질병을 겨냥한 트랜스퍼 팩터를 사용하였더라면 아마도 그 결과는 더욱 더 긍정적이었을 것이다.

요약하자면, 트랜스퍼 팩터의 최적 투여 용량은 오늘날 알려져 있지 않다. 만성적 질병을 앓고 있는 환자들에게 있어 가장 중요한 점은 천천히 시작해 양을 늘려나가는 방법이 매우 좋다는 것이다. 몇 주에서 몇 달에 걸쳐 여러 회로 나누어 트랜스퍼 팩터를 투여한 경우에도 건강상의 개선이 이루어졌다는 다수의 연구에서 명확히 알 수 있듯이 꼭 매일 복용할 필요는 없다.

07
트랜스퍼 팩터의
혜택을 보는 이들에게
효과가 나타나는 시기는
언제인가?

　다른 어떤 보충제나 약물과 마찬가지로 트랜스퍼 팩터는 그것이 만들어내는 변화를 필요로 하는 사람들에게만 효과가 있을 것이다. 이 분자들이 지니는 신호는 T세포와 자연 살해세포의 수치를 상승시켜 주고, Th2 활동이 지배하고 있는 면역 체계를 Th1과 Th2 반응이 균형 잡힌 상태로 돌아갈 수 있도록 해 준다. 게다가 특정 병원체를 겨냥해 만들어진 트랜스퍼 팩터는 면역 반응이 그 병원체로 향하도록 도와줄 수 있다.

　이 변화로부터 혜택을 보는 사람들에 있어 첫 알약을 먹고부터 얼마 후에 건강이 개선되는지는 예측이 불가능하다. 게다가 개선이 되는 도중에 증상이 악화될 수도 있다.

　미국 의료 센터의 의료 실장인 의학 박사 캐롤 앤 라이저(Dr. Carol Ann Ryser, MD)는 1998년 이래로 트랜스퍼 팩터 보충제를 치료에 사용해 왔다. 2001년 그녀는 트랜스퍼 팩터를 포함하는 제품을 판매하는 프로헬스(ProHealth)라는 회사의 인터뷰에 응했다. 그 회사는 보충제를 판매할 뿐만 아니라 면역과 관련된 질병에 대한 폭넓은 정보를 가지고 있는 정보센터의 역할도 하였다. 실제로 그 회사의 설립자인 리치 카슨(Rich Carson)은 20년 이상 ME/CFS 앓아왔다. 라이저 박사의 인터뷰 내용의 일부가 아래에 있다.

ImmuneSupport.com : "환자가 트랜스퍼 팩터를 복용한 후 긍정적인 결과를 얻기까지 보통 얼마나 소요되나요?"

라이저 박사 : "제 환자들 같은 경우 보통 트랜스퍼 팩터 치료 시작 후 3~6개월 이내로 건강이 호전되는 것을 느낍니다. 극적인 효과는 보통 1년 정도 후에 나타나지만 5~6개월 정도면 긍정적인 변화가 정말로 보이기 시작하죠. 트랜스퍼 팩터 치료로 환자가 180도 바뀌는 데는 통상 1년 정도가 걸립니다. 제가 말하는 것은 치료가 필요한 2~7개 정도의 만성 감염을 보유한 환자들의 경우입니다. 체내의 세포들은 매 6개월마다 재생성 되는데 환자의 전반적 건강에 있어 개선을 보려면 신체가 건강한 세포를 생산해 낼 기회를 줘야하죠."

라이저 박사는 만성 바이러스성 감염을 가진 환자들이 건강상의 놀라운 개선을 보였다는 것을 지적했다. 심지어 심한 병을 앓고 있는 환자들도 그렇다고 말했다. 그러나 건강이 증진된 후 트랜스퍼 팩터의 복용을 멈추기로 결심한 사람들은 재발하는 경우가 많았다고 한다. 그러므로 이런 환자들은 평생 트랜스퍼 팩터의 규칙적인 복용이 필요할 수도 있다. 이러한 재발이 발생하는 것으로 미루어보아 라이저 박사가 언급하는 환자들의 일부는 근본적 면역 불균형을 겪고 있는 것으로 보인다. 이러한 불균형은 개인들로 하여금 감염에 취약해지도록 만들기 때문에 면역 체계를 올바른 상태로 유지시키기 위해 계속적인 치료를 요하는 것이다. 트랜스퍼 팩터 치료법에 긍정적으로 반응하는 여러 감염들을 앓고 있는 환자들에 있어 치료가 얼마나 오래 지속되어야 하는지는 알려진 바가 아무것도 없다. 어쨌든 간에 질병보다 한 걸음 앞서나가기 위해 매일 경구용 전달인자 보충제를 복용하는 것은 좋은 방법이다. 특히 치료 없이는 건강하지 않은 사람들의 경우에는 더욱 그러하다.

의사의 감독 하에 트랜스퍼 팩터를 복용하면 얼마나 개선이 있었는지 더 객관적으로 측정할 수 있다. 예를 들어 보체연쇄반응(예: C3a와 C4a)에서 기본적으로 자연 살해 세포와 펩티드의 수치가 낮은 사람들의 경우 상태의 주관적 개선이 연구실에서 나온 객관적 결과와 상호 연관성을 가지는지를 평가해 볼 수 있도록 수치가 기록될 수 있다. 류머티스성 관절염의 류머티스 인자나 자가 면역성 갑상선 질환의 TPOAb와 같은 자가 면역과 관련된 항체의 수치가 높은 사람들에 있어서도 마찬가지이다. 트랜스퍼 팩터를 복용하면서 연구실의 분석을 받는 것이 필수적이지는 않지만 그렇게 함으로써 회복이 진행되고 있고 트랜스퍼 팩터가 그것에 기여하고 있다는 것을 확실히 하는데 도움이 될 수 있다.

요약하자면 트랜스퍼 팩터는 도움 T세포에 의해 생성되는 작은 분자들이다. 그것은 면역 건강을 증진시켜 줄 수 있고 잠재적으로 인체가 질병에 맞서 싸우는 데 도움을 줄 수 있다.

미국에서는 1994년에 발효된 식품 보조제 건강과 교육 법령에 의해 트랜스퍼 팩터는 보충제의 형태로 보호받고 있다. 그것이 인간의 건강에 영향을 미친다는 보장은 없다. 그러나 당신이나 당신의 반려동물이 면역 관련 질병에 걸린다면 적어도 고려는 해 볼만하다는 과학적 근거가 있다. 또한 건강한 사람들이라도 트랜스퍼 팩터를 보충제의 형식으로 매일 이용하는 것이 면역 체계의 상태를 개선시켜 줄 것이라 기대할 만한 이유들이 존재한다.

트랜스퍼 팩터를 포함하는 보충제를 당신의 보충제 요법에 추가하기 전에 꼭 의사와 상의해 보기를 권한다. 대부분의 의사들은 트랜스퍼 팩터를 이용한다는 생각을 달가워하지 않을 가능성이 높음을 미리 말해둔다. 질병을 치료하고 예방하는데 있어 트랜스퍼 팩터가 지니는 효과에도 불구하고 현재까지 이것에 대해 알고 있는 의사들은 극히 소수이다.

"귀납적 과학의 영역에서 지배적 패러다임에 전면적으로 도전하는 일은 드물다. 특히 기존의 방식이 성공적이라면 더더욱 그러하다. 쿤(Kuhn)이 말한 '과학적 혁명'만이 이것을 뒤집을 수 있다. 그러므로 트랜스퍼 팩터의 개념이 경멸의 눈으로 바라봐지고 그런 물질의 존재가 불가능하다고 여겨지는 것은 놀랄 일이 아니다... [그러나] 세계적으로 퍼진 에이즈를 의학이 손쓸 수 없기 때문에 바이러스성 감염의 치료와 예방에 성공적으로 이용되어온 트랜스퍼 팩터가 이전의 편견과 거부를 빠르게 극복하게 될 수도 있을 것이다."

비자(Viza)(1996)

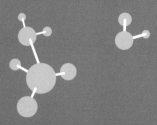

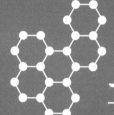

제6장

미래의 의학에 트랜스퍼 팩터가 수행할 수 있는 역할은 무엇일까?

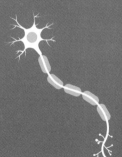

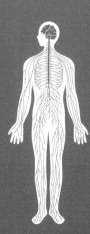

트랜스퍼 팩터는 면역 체계의 기능에 강력한 영향력을 행사한다. 특히 인체가 감염된 자가 세포와 암세포들을 확인하도록 해주는 세포매개(Th1) 면역 경로에 사용되는 세포들과 화학적 전달자에 있어서 더욱 그러하다. 연구에 따르면 트랜스퍼 팩터는 면역 체계가 결핵, 연쇄구균, HIV, CMV, 엡스타인바 바이러스, HHV-6, 관절염, 칸디다, ME/CFS 그리고 구강발진과 생식기 발진, 및 대상포진을 일으키는 헤르페스 바이러스 등을 처리하는 것을 돕는데 효과가 있다. 몇몇의 출판된 과학 연구에 의하면 트랜스퍼 팩터가 특정 병원체로 면역을 전달함으로써 감염이 일어나기 전 미리 예방할 가능성 또한 있다.

트랜스퍼 팩터는 의약제품과 달리 면역체계가 하는 일을 도움으로써 효력을 발생한다. 트랜스퍼 팩터는 인체가 질병에 대항해 자신을 보호하는 데 사용하는 자연적 요소이다. 트랜스퍼 팩터는 감염된 자가 세포의 항원과 결합해 이 세포들을 파괴하는 것을 목표로 한다. 트랜스퍼 팩터 보충제는 면역 체계가 선천적으로 이해하는 언어를 이용해 정보를 전달함으로써 세포매개 면역 반응을 강화시키고, 자가 세포 이외의 세포, 감염된 자가 세포 및 암세포를 파괴하는 데 이용 가능한 자연 살해 세포와 세포 장애성 T세포의 수치를 증가시킨다. 트랜스퍼 팩터는 신체가 안전하고 효율적으로 고질적 바이러스 감염과 세균 감염을 찾아내어 파괴하도록 돕고 다수의 질환과 관련된 면역 기능의의 불균형을 바로잡아 준다.

트랜스퍼 팩터는 감염성 질병과 암을 치료하는데 있어 유망한 새 접근법을 제시한다. 현재 알려진 트랜스퍼 팩터의 유용성을 고려할 때 질병의 치료와 예방에 있어 미래에 트랜스퍼 팩터는 어떻게 사용될 수 있을까?

01

미래의
트랜스퍼 팩터 사용

우리가 항생제, 백신, 항바이러스제, 면역억제제 등에 지나치게 의존함으로써 질병의 치료와 예방에 큰 틈이 생겨났고 전달인가가 그 틈을 메우는 데 기여할 수 있다. 더 많은 연구가 필요하지만 트랜스퍼 팩터는 아래와 같은 질병의 치료와 예방에 가장 중요한 요소가 될 수 있다.

· HIV
· HPV
· 라임병
· 헤르페스 바이러스
· 홍역
· 감기
· 독감(H1N1과 H5N1)
· 간디다
· 결핵
· 사스

· 웨스트 나일 바이러스
· 노로바이러스
· 파일로리균
· A, B, C*, D, E형 간염
· 바르토넬라
· 암
· XMRV

…외 다수

트랜스퍼 팩터와 관련된 1,000편 이상의 보고서가 출판되면서 의학에 있어 그것의 중요성이 얻어졌다. 트랜스퍼 팩터가 질병과 맞서 싸우는 모든 약을 대체하지는 못한다. 그러나 그것은 작용 방식이 독특하고 안전하기 때문에 많은 기존의 약들과 혼용될 수 있다. 21세기가 도래한 지도 꽤 지난 이 시점에서 어떻게 트랜스퍼 팩터가 항생제와 백신이라는 두 가지의 현재 주요 도구들과 함께 사용될 수 있을지 탐구해 보도록 하자.

* 참고(p 235 표) : C형 간염은 미국 내에서 간이식의 선도적 원인이고 매년 10만 명 이상의 새로운 환자가 발생한다. 현재 가능한 치료법은 시토카인과 항바이러스제인데 이에는 심한 부작용이 따른다. 이것은 트랜스퍼 팩터의 공중 보건 효과를 평가 해 볼 이상적인 바이러스이다. HCV에 특화된 전달인자를 투여 받는 환자들은 간 효소의 상태에 급격한 개선을 보일 것이다. 급성 감염이 만성으로 발전하는 경우가 적어질 것이고 이 질병을 새로 얻는 사람의 수도 감소할 것이다.

항생제 내성을 가진
세균 시대의
트랜스퍼 팩터

1940년대와 1950년대 페니실린이 널리 보급되었을 때 인간과 세균의 관계에 있어 갑자기 급격한 변화가 생겨났다. 이전 같았으면 사람을 죽였을 포도상구균과 같은 세균성 감염을 쉽게 없앨 수 있게 된 것이다. 세균을 물리치는 페니실린의 효과는 많은 사람들로 하여금 위험한 세균 감염의 시대가 끝났다고 믿게 하였다. 그 기쁨도 잠시, 항생제를 널리 이용한 지 몇 년이 채 되지 않아 페니실린에 내성을 가진 세균들이 등장하기 시작했다. 그 때 이래로 50여 년간 항생제를 개발하는 연구원들과 그에 내성을 기르는 세균들 간에 경쟁이 벌어졌다. 현재까지 연구원들이 간발의 차로 이기고 있기는 하지만 앞으로의 일은 어떻게 될지 모르는 일이다.

세균들이 항생제에 대한 내성을 퍼트리는 방향은 수직적 그리고 수평적, 이렇게 두 가지가 있다. 수직적 전파는 한 가지 이상의 항생제에 내성을 가지게 된 세균이 분열되어 새로운 세포가 만들어 질 때 그 유전자를 물려주는 방식이다. 이것은 유전적 물질을 후손에게 물려주는 것과 비슷한 형식이다. 내성의 수평적 전파는 내성이 없는 세균이 이미 내성을 가지고 있는 세균으로부터 얻는 방식이다. 항생제 내성에 관한 현재의 우려를 고려해 볼 때 이 두 가지의 내성 전파 방식의 예를 더 자세히 살펴볼 가치가 있을 것이다. 그리고 항생제가 처리하지 못한 일을 어떻게 트랜스퍼 팩터가 해결할 수 있을지를 논의해 보자.

세포 분열을 거치는 모든 유기체들과 마찬가지로 세균이 분열할 때도 DNA에 있는 유전 물질이 완벽히 복제되지 않을 가능성이 있다. 복제를 하면서 일어나는 이런 오류는 돌연변이라고도 불리는데 이는 세포의 형태나 기능에 또는 둘 다에 큰 변화를 일으킬 수 있다. 일반적으로 이런 오류는 세균을 돕기보다는 해치게 된다. 그러나 가끔씩 운이 좋으면 유전자 복제에서 생긴 이런 오류들로부터 표현형(관찰 가능한) 변화가 일어나 세균들이 항생제에 굴복하지 않도록 해준다. 예를 들어 페니실린은 세포벽 생성을 돕는 효소에 달라붙어 세균을 죽인다. 페니실린이 붙어있는 상태에서는 효소가 작동하지 못하고 세포벽이 유지되지 못해 세균은 죽는 것이다. 페니실린이 달라붙지 못하는 기능적 효소를 생성하는 유전적 돌연변이가 일어나면 페니실린은 무용지물이 되는 것이다. 또는 세균이 너무 많은 효소를 생산해 페니실린이 모든 효소에 달라붙지 못해 전부 제거하지 못하도록 하거나 페니실린 분자를 해체시키는 능력을 가진 효소를 생산해 낼 수도 있다. 이러한 돌연변이가 일어나면 그것은 그 후에 일어나는 세포 분열과정 동안에 DNA를 통해 전달되고 이렇게 내성의 수직적 전파가 일어나는 것이다.

또한 이미 내성을 가진 다른 세균으로부터 내성이 없는 세균으로 전달되기도 한다. 이것은 여러 가지 방법으로 일어날 수 있다. 접합 전위라 불리는 과정에서 세균은 유전적 물질의 일부분을 서로 맞바꾼다. 이것은 내성을 얻는 방법들 중 무서운 방법에 속하는데 관련이 없는 종에 내성을 퍼트리기 위해서 단 한 가지 종류의 세균만 내성을 기르면 되기 때문이다. 이것은 병원에서 내성이 길러진 세균이 전염되는 주된 방법들 중 하나이다.

또한 죽은 세균의 잔해로부터 나와 여기저기 떠다니는 DNA의 일부를 다른 세균이 얻을 수도 있다. 운이 좋으면 이 조각들에 내성이 있을 수도 있다. 접합 전위와 떠다니는 DNA로부터 얻는 내성 두 가지 모두의 경우 한 종류의 세균이 내성을 기르지 않고도 다른 종류의 세균으로부터 내성을 얻을 수 있는 것이다. 수평적인 방법으로 내성이 전파되고 나면 그 후에는 수직적 전파가 이루어진다. 인체에의 항생제 과다 사용, 항생제 치료 과정의 중도 포기 그리고 가축에의 광범위한 항생제 사용(감염 치료가 아닌 성장 촉진의 목적으로)은 세균이 내성을 기르도록 할 확률을 높여준다. 계속해서 우리의 무기고를 세균에 노출시킴으로써 세균들이 그에 대처할 방법을 개발할 기회를 주는 것이나 다름없다. 우리가 무기를 더 많이 사용할수록 세균들이 그에 대한 내성을 가지게 될 확률은 더 높아진다.

현재 우리는 세균보다 유리한 입장에 있지만 크게 우위를 점하고 있는 것은 아니다. 많은 사람들이 생각하는 만큼 상황이 심각하지는 않지만 그렇다고 좋지도 않다. 페니실린의 대량생산 이래로 10종 이상의 서로 다른 범주의 항생제가 발견되었고 그 내에는 수백 가지의 다른 종류들이 포함되어 있다. 안타깝게도 세균은 모든 종류의 항생제에 내성을 길렀다. 1958년 식약청의 승인을 받은 반코마이신 (Vancomycin)은 오랫동안 최후의 수단으로 여겨져 왔다. 그러나 세균은 반코마이신 역시 이겨버렸다. 식약청(루이스(Lewis),1995)에서 1995년 발표한 아래의 기사에는 이에 대한 우려가 잘 나타나 있다.

> "반코마이신에 내성을 가진 장구균이 영국과 프랑스에서 1987년 처음으로 보고되었고 1989년 뉴욕시의 한 병원에서도 출현했다. 1991년에는 미국 내의 38개의 병원에서 이 세균을 보고했다. 1993년에는 장구균 감염으로 인해 병원의 집중치료 병동에 있는 환자의 14%에서 반코마이신에 내성을 가진 종류의 균이 나왔는데 이는 1987년에 비해 20배 상승된 수치이다. 1992년에는 반코마이신 내성 유전자가 장구균에서 황색 포도구균으로 전달되는 것을 관찰했다는 끔찍한 보고가 영국의 한 연구원으로부터 들어왔다. 두려웠던 나머지 그는 즉시 그 세균을 파괴했다."

다행히도 신약이 개발되고 있고 한동안은 세균들로부터 안전할 것이다. 2005년 덴마크에 있는 한 생명공학 회사의 연구원들은 곰팡이로부터 디펜신이라 불리는 항미생물제를 분리시키는 것에 대해 네이쳐(Nature)라는 학술지에 실었다. 내장막을 형성하는 세포를 포함한 인체에 있는 다양한 세포들은 감염시킬 세포를 찾는 병원체를 막기 위해 디펜신을 생산한다. 그러므로 곰팡이로부터 나온 디펜신은 꽤 유용할 수 있다. 게다가 2009년 초 화이자(Pfizer)사가 자금을 대고 국립 과학 기록(Proceedings of the National Academy of Sciences)에 실린 연구는 세균에 있어 지방 합성을 막는 분자들(pyridopyrimidines)에 기반을 둔 항생제를 생산해 냈다. 이 새로이 발견된 약품이 하루빨리 약국에서 이용 가능해 지기를 희망해 보자.

장기 항생제 치료가 만성 라임병, 결핵, 바르토넬라(Bartonella), 에를리히아(Erlichia), 클라미디아, 폐렴 및 다른 질병들의 치료에 실패한 경우라도 트랜스퍼 팩터가 이들을 물리치도록 도울 수 있을 것이라는 큰 전망이 있다. 트랜스퍼 팩터에 의해 행동이 개시되는 종류의 세포들은 세포내 그리고 세포외 세균들을 파괴시킨다. 트랜스퍼 팩터는 병원체를 직접 공격하는 방법을 사용하는 것이 아니라 면역체계를 통해 효과를 나타내기 때문에 급성 세균감염을 치료하는 데 있어 항생제를 대신해 제 1의 치료 방법이 될 수는 없지만 그것이 가진 면역 증강 효과 때문에 보조적 치료제로서 유용하게 사용될 수 있을 것이다.

03

트랜스퍼 팩터와
전통적 백신

트랜스퍼 팩터는 환자들이 이미 보유하고 있는 질병을 물리치는데 도움을 주는 역할 이외에도 전통적인 백신과 유사한 방식으로 사용되어 사람들이 질병에 노출되기 전 예방을 해주는 역할을 하기도 한다. 실제로 1940년대 로렌스 박사가 처음으로 트랜스퍼 팩터를 발견한 것도 이러한 방식이었다.

중국의 연구원들은 트랜스퍼 팩터가 B형 간염(수 잎(Zu Yp) 외, 2006)을 예방하는 데 도움이 될 수 있을 것으로 짐작한다. 이탈리아의 연구원들 역시 새로 나타나고 있는 한 종류의 조류 독감 예방에 트랜스퍼 팩터를 사용하는데 있어 이와 유사한 주장을 내어 놓았다(핏자 외, 2006). 트랜스퍼 팩터는 수십 개의 다른 감염의 예방을 도울 수도 있다.

인유두종 바이러스(HPV)는 성행위에 의해 전염될 수 있는 바이러스이고 자궁경부암의 원인 중 약 70%를 차지하는 것으로 여겨진다. 자궁경부암은 조기에 발견하면 치료가 가능하며 일 년에 대략

1만 5,000명의 여성에게 고통을 주고 있다. 비교해 보자면 유방암은 20만여 명의 여성들에게 찾아온다. HPV 백신은 식약청에 의해 승인되었고 11~12세의 소녀들에게 접종이 권장된다. 그것은 6개월 동안 3회의 접종이 요구되며 안전한 것으로 여겨지지만 현재 부작용이 떠오르고 있다. HPV를 위한 트랜스퍼 팩터는 쉽게 만들어질 수 있다. 실제로 이미 만들어져있다.

HPV를 위한 경구 전달인자가 백신 접종을 대체할 수 있을 것인지를 지켜보는 것은 흥미로울 것이다. 이는 공중 보건을 위해 중요한 단계가 될 수 있겠지만 가다실(Gardasil)이라는 HPV 백신을 제조하는 머크(Merck)와 같은 제약사들은 썩 달가워하지 않을 수도 있겠다. 가다실의 접종 비용은 360달러이다. 2007년 텍사스는 모든 여학생에게 HPV 백신을 의무적으로 맞게 한 첫 주가 될 뻔 했었다. 다른 주들도 잇달아 그 대책을 고려했다. 유럽 국가들에서도 HPV 백신은 인기가 많아지고 있어 HPV 백신 시장은 수익성이 급상승했다. 가다실 및 다른 HPV백신과 관련된 부작용이 널리 보고되고 있기는 하지만 이의 사용은 여전히 상승하고 있는 추세이다.

면역을 위해 백신을 사용하는 것과 비교해 볼 때 트랜스퍼 팩터를 사용하는 데에는 몇 가지 이점이 있다. 커크패트릭과 로조(Rozzo) (1995)는 정제된 항원 특이 전달인자를 생성하는 것에 대한 특허를 신청할 때 그에 대한 이점들을 다음과 같이 설명했다.

"면역을 전달하기 위해서 트랜스퍼 팩터를 사용하는 것은 다수의 장점이 있다. 그 중 하나는 면역 전달의 속도이다. 특정 항원에 대한 면역은 트랜스퍼 팩터 투여 후 몇 시간 만에 감지될 수 있다 …

트랜스퍼 팩터를 투여 받는 사람은 24~48시간 이내에 특정 면역을 얻게 된다. 전통적인 백신이 면역을 유도하는데 걸리는 2~6주라는 시간에 비하면 트랜스퍼 팩터가 훨씬 빠른 것이다. 각각의 고유한 전달인자 분자가 특정한 항원 또는 항원 결정기에 면역을 전달하는 것으로 여겨지기 때문에 복합적인 면역 반응에 맞추기 위해 서로 다른 항원들을 위한 다른 트랜스퍼 팩터 분자들이 혼합될 수도 있다. 순도가 아주 높은 트랜스퍼 팩터는 특정한 전달인자의 아미노산 순서를 결정할 수 있게 해 준다. 이 정보를 고려하면 화학적으로 또는 재조합 방식으로 합성시킬 수 있다. 그러므로 현재 기술 발전의 결과로 다량의 트랜스퍼 팩터가 만들어질 수 있다. 이는 원하는 면역 반응을 다수의 사람과 동물들에게 전달할 수 있게 해줄 것이다. 트랜스퍼 팩터의 보관은 또 하나의 장점이다. 과학의 발달로 생산가능해진 현재의 트랜스퍼 팩터 분자는 매우 안정적이다. 그러므로 보관하거나 투여하는데 특별히 각별한 주의가 요구되지 않는다."

트랜스퍼 팩터와 백신 두 가지 모두 면역을 전달하는 능력을 가진 반면 트랜스퍼 팩터가 더욱 빠르게, 다량으로 만들어질 수 있고 특별한 주의 없이 운반될 수 있으며 경구 복용이 가능하고 부작용의 종류도 적다. 다수의 인구에 면역을 전달하는데 있어 트랜스퍼 팩터가 백신만큼 효과가 있을지는 두고 볼 일이다. 여러 감염 인자에 대해 입증된 백신의 효과를 고려하면 많은 경우 백신과 트랜스퍼 팩터의 혼합사용이 이상적일 수 있을 듯하다. 백신으로 싸우기 어려운 감염인자에 대해서는 트랜스퍼 팩터를 단일요법으로 사용하는 연구가 수행될 수 있을 것이다.

04
트랜스퍼 팩터와
차세대 백신

2009년 초 매사추세츠주 보스턴에 위치한 데이나-파버 암연구소(Dana-Farber Cancer Institution), 캘리포니아의 라 호이아(La Jolla)에 위치한 번햄 의학연구소(Burnham Institute for Medical Reasearch), 질병통제예방센터(Centers for Disease Control), 그리고 국립 알레르기 및 전염병 연구소(National Institute on Allergies and Infectious Diseases)의 연구진은 다수의 구식 백신을 대체할 우수한 대체물을 찾았다는 의학에 있어 중대한 발견을 발표했다.

연구진들은 바이러스, 이 경우에는 감기 바이러스는 빠르게 변형되는 한 덩어리의 단백질을 포함하고 있다는 사실을 발견했다. 독감에 대한 대부분의 항체가 이 단백질에 달라붙어, 인체가 돌연변이의 속도를 따라잡지 못하도록 만들어 재감염을 막아주는 것이다.

더 중요한 것은 그 단백질 덩어리 바로 아래에 위치하면서 많은 변화를 일으키지 않으며 여러 종류의 독감이 공통으로 가지고 있는 영역을 그들이 찾아냈다는 것이다. 바이러스의 이 영역을 겨냥해 만들어진 항체는 수적으로는 적지만 독감의 재감염을 막는 데에는 더 탁월한 효과를 가진다. 실제로 이 항체들이 일단 바이러스와 결합이 되고나면 바이러스의 모양이 변형되는 것을 막아 건강한 바이러스가 세포로 진입하는 능력을 막아준다.

이러한 항체들을 추출해 환자들에게 투여함으로써 트랜스퍼 팩터가 사용되는 방식과 아주 유사하게 독감에 대한 면역이 전달될 수 있다. 이 연구가 백신 영역의 연구에서 이루어진 진보라고 여겨지기는 하지만 이 접근법은 백신보다는 트랜스퍼 팩터의 작용방식과 더 가깝다. 두 방법 모두 체내에서 만들어진 항원 특이 펩티드의 사용을 포함하고 있다. 독감(또는 다른 바이러스)을 위한 트랜스퍼 팩터와 독감(또는 다른 바이러스)을 위한 항체의 결합은 공중 보건과 질병 예방에 놀라울 정도의 가치를 가질 수 있을 것이다. 이 두 가지를 결합해 사용한다면 항체는 초기에 바이러스를 탐지해낼 수 있을 것이고 트랜스퍼 팩터는 세포내 감염을 예방할 수 있을 것이다.

05

트랜스퍼 팩터가
의학에 있어
그렇게 큰 잠재력을 지닌다면
왜 의학계에서는
이에 대해 알지 못하는가?

지난 50년에 걸쳐 트랜스퍼 팩터에 관련된 1,000편 이상의 문헌이 출판되었고 미국 국립 의학 도서관(U.S. National Library of Medicine)의 검색엔진인 메드라인/펍메드(MedLine/PubMed)(www.pubmed.gov)에서 이들을 찾아볼 수 있다. 수십 년간의 연구와 강력한 연구결과에도 불구하고 대부분의 의사들은 트랜스퍼 팩터에 대해 알지 못하는 것으로 보인다.

현재 의학의 신조와 실제 의학의 상태 사이의 괴리는 2003년 뉴잉글랜드 의학 저널(New England Journal of Medicine)에 실린 기사에서 가장 잘 설명해 주고 있다. 그 기사는 대부분의 의사들의 의학 문헌적 지식이 10~20년 뒤쳐져 있고 낡은 방식에 근거해 의사결정을 내린다는 점을 시사하고 있다.

아마도 질병 관리에 있어 현재의 접근방식에 대한 그릇된 믿음, 제약회사에 대한 잘못된 신뢰, 의사들이 최근의 의학 문헌들을 따라잡는데 있어서의 어려움, 대부분의 바이러스성 감염에 대한 관심의 부족 그리고 만성적 세균성 질병이 희귀하다는 믿음의 만연함 때문에 트랜스퍼 팩터가 눈에 띄지 못했던 것 같다. 적어도 미국에서는 그런 듯하다. 미국 외에서는 트랜스퍼 팩터에 대한 많은 연구가 수행되었다. 2004년 러시아 보건부에서는 자신들의 연구를 바탕으로 각종 면역 관련 질병에 있어 트랜스퍼 팩터를 제 1의 치료법으로 홍보했다.

의사들이 트랜스퍼 팩터의 사용을 꺼리는 현재의 상황과 이 상황이 변화될 것이라는 희망을 잘 포착한 비자(Viza)(1996)의 글이 아래에 있다. 이 기사가 출판된 지 10년 이상이 지났지만 이 글의 내용은 여전히 타당하다.

"귀납적 과학의 영역에서 지배적 패러다임에 전면적으로 도전하는 일은 드물다. 특히 기존의 방식이 성공적이라면 더더욱 그러하다. 쿤(Kuhn)이 말한 '과학적 혁명'만이 이것을 뒤집을 수 있다. 그러므로 트랜스퍼 팩터의 개념이 경멸의 눈으로 바라봐지고 그런 물질의 존재가 불가능하다고 여겨지는 것은 놀랄 일이 아니다.. [그러나] 세계적으로 퍼진 에이즈를 의학이 손쓸 수 없기 때문에 바이러스성 감염의 치료와 예방에 성공적으로 이용되어온 트랜스퍼 팩터가 이전의 편견과 거부를 빠르게 극복하게 될 수도 있을 것이다."

의학계에서 새로운 조류에 반응하는 속도는 느리다. 이번에는 패러다임의 변화가 빠르게 찾아오기를 기대해 보자.

06

트랜스퍼 팩터가
건강한 사람들에게 주는
가치

트랜스퍼 팩터는 꽤 안전해 보인다. 적어도 현재까지의 의학 연구에 참여한 사람들에게는 그러하다. 또한 그것은 여러 종류의 병원체에 효능이 있다고 알려져 있다. 트랜스퍼 팩터는 강력한 면역조절제이며 자연 살해 세포, 도움 T세포, 세포 장애성 T세포, 대식세포 등의 수치를 상승시키는 역할을 한다. 이 모든 세포들은 질병으로부터 신체를 보호하는데 중요하다. 트랜스퍼 팩터의 면역 증강 효과를 고려할 때 꼭 아픈 사람들만 이것의 효과를 볼 수 있는 것은 아니다.

미국인들은 보충제에 매년 200억 달러 이상을 소비한다. 간접적으로 면역 체계의 활동을 상승시키고자 보충제를 정기적으로 복용하는 사람들은 일반적인 아연, 에키네이셔(Echinacea), 여러 가지 비타민 등을 복용하는 것보다 트랜스퍼 팩터로부터 훨씬 큰 혜택을 볼 수 있을 것이다. 면역 체계를 개선시키는 것은 현재의 건강에 도움을 줄 뿐만 아니라 미래에 생길 수 있는 감염을 피하도록 도와주기도 한다.

코넬 대학교(Cornell University)의 출판물 '건강과 관련된 최고의 10가지 주제: 감기, 독감 그리고 패혈성 인두염'에서는 다음과 같은 글이 실려 있다.

"건강한 면역체계를 유지하기 위해 당신이 쓸 수 있는 모든 방법은 질병의 심각성을 감소시킬 확률을 높여주거나 아예 피할 수 있도록 해줄 것이다."

이 글은 트랜스퍼 팩터가 다양한 방식으로 면역체계의 건강을 증진시켜 준다는 사실을 확실히 하고 있다. 그러므로 지금은 건강하지만 일반적인 질병인 감기나 독감 그리고 암세포, 헤르페스 발진을 일으키는 재발성 병원체, 결핵, 심지어 소아마비로부터 신체를 보호해줄 능력을 가진 면역체계를 유지하고자하는 사람들에게도 큰 유용성이 있을 것이다.

07
전체적 체계 확인

 이 책은 면역 체계와 트랜스퍼 팩터의 작동에 초점을 맞추고 있다. 체내에서 면역 체계가 어떻게 상호작용을 하는지에 대한 세부사항을 탐구하는 것은 이 책의 영역을 넘어선다. 그러나 지식이 있는 독자들은 이미 알고 있겠지만 면역체계는 독립적으로 기능하지 않는다. 실제로 면역 장애의 많은 경우 근본적 이유는 다른 곳에 있다. 갑상선과 부신의 호르몬 수치를 조절하는 뇌하수체에 문제가 있을 수 있다. 모든 시스템에 에너지 기아를 초래하는 미토콘드리아 장애가 문제일 수 있다. 교감신경(투쟁 또는 도주)의 만성적 활성화가 문제일 수 있는데 이는 때때로 신체가 작동하도록 하기 위한 필사적인 노력의 일환이다. 또는 위의 모든 상황이 동시에 일어나는 것일 수도 있고 다른데서 문제가 있는 것일 수도 있다.

 질병을 이해하고 탐지하고 치료하는 데에는 다양한 시스템을 이용한 접근법이 필요하다. 이러한 방법이 합당해 보이지만 현재의 의학

체계는 이러한 실용적 방법을 배제시키고 한 명의 의사가 한 부위를 맡는 형식을 선호한다. 그러므로 심장, 폐, 뇌를 포함하는 만성질병을 가진 환자가 통증, 우울증, 피로의 증상을 보인다면 그는 십여 명의 의사로부터 진료를 받아야 하고 십여 가지의 다른 진단을 받고 각각의 문제에 대한 치료를 따로 받아야 한다는 말이다. 이 의료 전문가들 사이에 의사소통이 없고 모든 문제의 근본적 원인을 누구도 찾아보지 않는다면 그 환자는 정말로 회복 할 희망이 거의 없다고 할 수 있다.

질병을 치료하고 퇴치하려는 노력에 있어 인체 기능의 한 가지 측면에 너무 집중하는 것은 흔히 일어나는 논리적 오류이다. 콜레스테롤이나 혈압 또는 갑상선 호르몬 수치 등 특정한 한 가지 측면의 장애를 해결함으로써 얻을 수 있는 건강상의 이득이 클 수도 있다. 그러나 일반적으로 여러 가지 증상의 공통분모를 찾아낼 때 건강이 큰 폭으로 개선된다. 과학이 인간이라는 기계의 내부 작동원리를 계속적으로 밝혀냄으로써 질병의 근본적 원인 파악과 치료법이 더욱 발전할 것이다. 그때가 오기 전까지는 인체의 모든 체계를 한 번에 탐구할 능력을 가진 의사를 찾아내는 것이 큰 도움이 될 것이다. 그런 능력을 가진 사람이 현재는 드물 뿐 더러 미국 내에서는 자신의 보험 목록에 들어 있는 의사에게 진료를 받을 때에만 보험 적용을 받을 수 있어 종합적 치료가 거의 불가능하지만 말이다.

결국 건강이란 역동적 조화의 상태 즉, 체내의 생체적응이다. 면역 체계와 관련해 트랜스퍼 팩터는 균형을 재정립하는데 있어 꽤 가치가 있다는 것을 증명해 보였다.

08

검토와 논의

트랜스퍼 팩터는 면역체계에서 생산되는 작은 분자들이다. 그것은 면역 세포들이 다른 면역세포들과 의사소통을 하기 위해 또는 다른 면역세포들의 활동을 조절하기 위해 우리 몸의 전체에 걸쳐 사용된다. 그것은 종 특이성을 가지고 있지 않다. 이는 소, 닭, 그리고 다른 동물들에 의해 생성된 트랜스퍼 팩터들이 인간과 반려 동물(인간의 이용이 가능해지기 전 수의학에서 먼저 사용되었다)을 포함한 다른 종의 면역 체계 활동을 증진시킬 수 있다는 의미이다.

앞서 검토해 보았던 것과 같이 임상적 연구와 과학적 연구는 트랜스퍼 팩터가 인간 면역 체계의 건강을 크게 증진시켜 줄 수 있다는 점을 시사한다. 건강한 사람들은 더욱 건강하게 만들어줄 수 있다. 아픈 사람들은 트랜스퍼 팩터를 사용함으로써 삶의 질을 높일 수 있을 것이다.

면역 체계의 건강을 증진시키는 것은 많은 질병을 다루는데 있어 연구가 부족한 접근법인데 그 이유의 일부는 질병의 진단과 치료에 있어서의 진보가 제약회사의 의약품 개발과 너무 친밀해졌기 때문이다.

트랜스퍼 팩터는 의약품이 아니다. 면역세포가 트랜스퍼 팩터의 정보를 읽으면 더욱 활동적이고 경계를 조이게 된다. 정제된 전달인자이든 초유이든 간에 트랜스퍼 팩터는 바이러스성 감염, 마이코박테리아성 감염, 그리고 CWD-세균 감염에 대한 자연의 해답이라고 할 수 있다. 소의 초유와 달걀노른자로부터 나온 트랜스퍼 팩터는 법적으로 보충제로 보호된다.

치료의 첫 몇 주간 일어날 수 있는 가벼운 감기와 비슷한 증상을 제외하면 트랜스퍼 팩터는 최소한의 부작용을 가진다. 이 일시적인 증상들은 면역 체계가 활성화되어 세포내 감염을 찾아 나섰다는 증거로 여겨진다. 오랜 기간 병을 앓아왔으며 트랜스퍼 팩터에 긍정적으로 반응한 사람들은 치유로 나아가는 과정에 증상의 악화를 경험할 것이다. 이것은 정상이고 트랜스퍼 팩터의 복용여부를 결정할 때 주의 깊게 고려해봐야 할 사항이다.

캡슐의 형태로 나오는 다른 모든 것과 마찬가지로 약을 복용할 때에는 안전성에 상관없이 주의 깊게 생각해 봐야하고 그 약에 대해 잘 알고 결정을 내려야 한다. 신체의 기능에 영향을 미칠 수 있는 모든 물질은 바람직하지 못한 효과를 낳을 수 있다. 각각의 개인이 트랜스퍼 팩터와 같은 물질에 어떻게 반응할지 아는 것은 불가능하다. 그러므로 복용의 의도가 있다면 꼭 의사에게 알리길 바란다. 당신의 의사가 트랜스퍼 팩터에 대해 모르고 있을 확률은 꽤 높다. 의사가 트랜스퍼 팩터에 관한 정보를 습득하도록 도와주기 위해 트랜스퍼 팩터에 관해 수행된 160가지 연구들이 있다. 이 과학적 문헌의 검토 또한 그들에게 도움이 될 것이다.

이 책이 독자들에게 유용했기를 진심으로 바라고 면역체계와 면역체계를 괴롭히는 병원체들에 대해 이해하는데 여기 실린 자료들이 도움이 되었기를 바란다. 제약회사나 처방전, 주사의 도움 없이도 건강을 증진시킬 수 있는 다른 방법들이 존재한다. 트랜스퍼 팩터가 그런 방법들 중 하나이다.

독자 여러분의 건강에 행운이 가득하기를 진심으로 기원한다!

면역 전달인자의 놀라운 발견,
트랜스퍼 팩터의 비밀

초판 1쇄 · 2019년 3월 3일

지은이 · 아론 화이트
감　역 · 임융의
기　획 · 서의택 (T.010-9177-8489)
제　작 · ㈜봄봄미디어
펴낸곳 · 봄봄스토리
등　록 · 2015년 9월 17일(No. 2015-000297호)
전　화 · 070-7740-2001
이메일 · bombomstory@daum.net

ISBN 979-11-89090-06-7(03510)
값 16,000원

추천의 글

오늘날 경제적 사회적 변화의 속도가 빨라지고 의과학의 발달로 장수시대에 들어서면서 감염병이 사라졌지만 이런 영향으로 질병의 면모도 바뀌게 되면서 서서히 진행되는 비전염성 만성질환으로 고통받는 사람들이 많아지게 되었다. 하지만 급변하는 여행수단에 의해 병원체도 확산되면서 번영을 이루고 있는 현대에 탈감염(postinfection)시대라는 관념을 흔들어놓는 감염병이 발생하게 되고 현대의학의 예방전략과 통제전략이 먹히지 않는 감염성 병원체들이 생겨나면서 치유회복되는 한계를 벗어나는 경우가 많아지고 있다. 이런 병원체로부터 스스로 보호하고 예방 치유하기 위해서는 면역을 유지하는 면역행동에 노력을 기울여야 한다. 사회적 개인적 관행과 환경, 식생활습관의 개선 등을 통해 면역력을 유지해야 하는 이러한 면역을 위한 행동은 감염성에 훨씬 덜 취약해진다. 병원체로부터 면역체계에 혼란으로 인해 발생되는 건강상의 여러 문제는 면역을 조절해주고 면역 정보를 제공·인지·식별하여 질병의 예방과 치유에 트랜스퍼 팩터는 많은 도움을 준다. 이 책을 통해, 건강한 최고의 삶을 영위하기 위해 무엇을 할수 있을지를 보여줄 것이다.

– 김동하, 한의학 및 보건학 박사, 사랑샘 영양면역연구소 소장

이 책은 생명 존엄의 근간을 이루는 트랜스퍼 팩터를 통해 인간의 삶과 관련된 숙제를 풀어준다. 포라이프(4Life) 트랜스퍼 팩터를 통해 경피증(몸이 굳어가는 자가면역질환)을 극복하여 제2의 인생을 살고 있는 내가 바로 증인이다.

– 최기아, 〈트랜스퍼 팩터와 면역해독〉 저자

1949년에 셔우드 로렌스 박사에 의해 발견된 기적의 물질로서 많은 논문들이 있지만 전체를 설명하는 전문적인 서적은 많지 않아 안타까움을 느껴왔던 한 사람으로서 정말 그지없이 반가운 책이다. 면역에 관심이 있고 트랜스퍼 팩터에 관심이 있는 분들의 대부분의 궁금증을 풀어줄 수 있는 책으로 강력 추천한다.

– 최석윤, 서울대 공대졸업, 미시건 MBA수료, 〈암 자연치유백과〉 역자, TF와 면역 강사

트랜스퍼 팩터는 우리가 태어나면서부터 갖고 있는 신비한 물질이다. 의학과 과학의 만남으로 밝혀진 소중한 정보를 담은 이 책을 통해, 건강한 삶은 물론 성공적 비즈니스로 모두가 행복해지길 기대한다.

– 박세정, 면역컨설팅 CEO

몸의 치유의 중심은 우리 몸 자체의 면역능력이다. 트랜스퍼 팩터는 6년간 몸소 사용하면서 면역을 깨우는 특별한 물질임을 확인하게 되었다. 이 책을 통해 면역과 관련된 많은 궁금증이 해소되어 독자 모두에게 건강과 행복이 함께 하기를 희망한다.

– 홍석의, 한의사

≫ ≫ ≫ 뒷면에 계속

추천의 글

현대의학의 눈부신 발전에도 불구하고 암을 비롯한 각종 면역질환은 갈수록 증가일로에 있다. 그에 따라 면역체계에 대한 관심과 중요성은 더욱 증대되고 있다.
면역의 발란스와 효율적이고 강력한 기능에 핵심 역할을 하는 트랜스퍼 팩터(면역전달인자)에 대해 쉽고 명쾌한 설명을 하는 이 책은, 평생 건강한 삶을 원하는 많은 사람들에게 단비같은 선물이다.

– 이종인, 의학박사·성형외과전문의

인체는 체온·체중·수분·대사율 등을 조절함에 있어서 매우 좁은 범위에서 항상성을 잘 유지하도록 고안된 정밀하고 정교한 생화학적 기계입니다. 이러한 인체가 어떤 원인에서 그 균형이 깨지면 악순환을 계속하게 됩니다. 이러한 만성질환을 접하게 되는 의사는 때로는 환자가 호전되는 경우를 보게 되어 보람을 느끼지만, 어떠한 경우에는 개선되지 않는 환자를 케어하면서 지속적으로 질병의 상태를 지켜보는 가운데 자괴감과 혼란에 빠지기도 합니다. 이러한 상황에서 만나게 된 트랜스퍼 팩터는 저에게 한줄기 빛처럼 느껴졌고, 지금까지는 포기해 왔던 환자들에게 도움을 줄 수도 있다는 희망을 가지게 되었습니다. 건전한 비판을 하되, 넓은 마음을 가지고 눈과 귀를 열고 정보를 얻기 위한 작은 시도라도 해보신다면 지금까지 접해보지 못한 새로운 세상이 열릴지도 모릅니다. 아무쪼록 이 책을 통해 많은 분들께서 도움을 얻으시길 바라마지 않습니다.

– 조만선, 대한민국의원 원장

치유력에 속도와 안정성을 트랜스퍼 팩터가 높였습니다. 트랜스퍼 팩터를 알고 난 후에 병원갈 일이 없어져서 질병에서 벗어나고 경제적인 안정을 얻었습니다. 의학과 과학이 결합하고 기업이 완성시켜 탄생한 것이 트랜스퍼 팩터 제품입니다. 이를 통하여 전 인류 사회가 건강하게 되기를 꿈꿔 봅니다.

– 강옥녀, 한국포라이프 자문위원

'몸은 이미 답을 알고 있습니다.' 우리 몸에는 이미 모든 문제의 해결 능력을 갖춘 만능키가 존재하고 있었습니다. 평소 우리가 산소의 소중함을 모르고 지내듯, 모든 자물쇠를 열 수 있는 만능키인 트랜스퍼 팩터의 놀라운 가능성에 무관심했습니다. 어쩌면 알면서도 애써 외면해 왔는지도 모르겠습니다. 하지만 로렌스 박사를 필두로 아론 화이트 박사처럼 용기있는 선각자들에 의해 빛을 보게 되었습니다.
'신이 내린 선물'이라는 신비한 해결사 물질인 트랜스퍼 팩터는 이제야 비로소 그 가치와 무한한 가능성을 인정받게 된 것입니다. 이 한 권의 책이 개개인을 건강하게 만들고, 나아가 사회를 밝게 만드는데 작지만 강력한 전환점이 되기를 희망합니다.

– 서의택, 면역건강관리사, 〈트랜스퍼 팩터의 비밀〉 기획